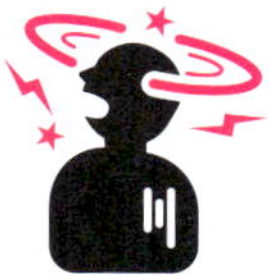

つらい「めまい」は自分で治せる！

慶應義塾大学医学部 耳鼻咽喉科学 教授
小川 郁 監修

Gakken

はじめに

めまいの原因をつきとめて症状をやわらげることで人生を豊かにする

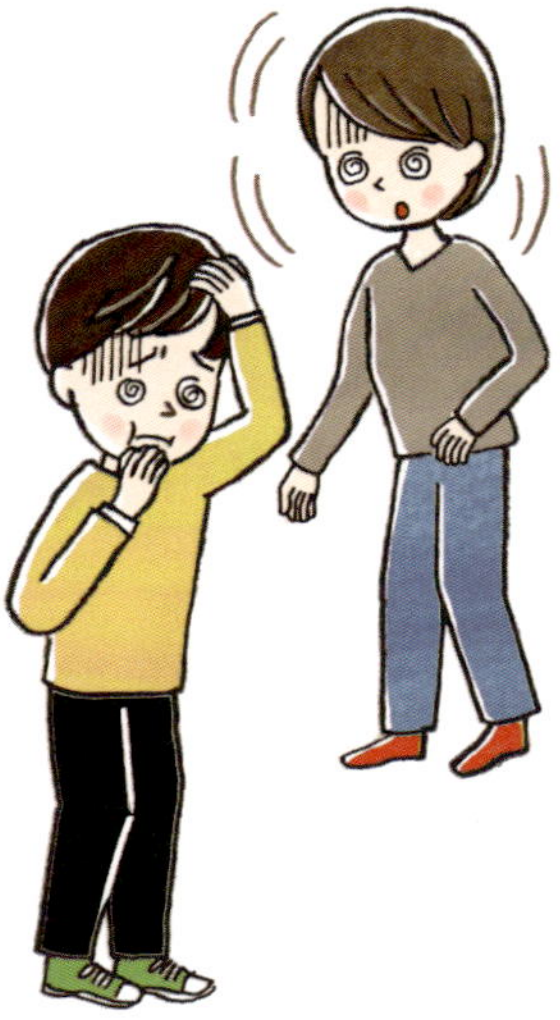

目が回ったり、くらんだりする「めまい」は、近年悩む人が増えている病気のひとつです。「めまいがくり返し起こるので外出するのが怖い」「めまいのせいで家事も満足にできない」「何か重大な病気の前兆かもしれない」といった悩みや不安にさいなまれ、日常生活に支障をきたす人も少なくありません。

めまいの症状が厄介なのは、第三者に理解されにくいということです。なかには、医療機関を転々とする患者さんもいます。しまいには、「もう年だから」「治らないから」とあきらめ、ストレスがたまって病状がさらに悪化するケースもあります。しかし、放っておくとさらに重大な病気を引き起こすおそれもあります。まずは医療機関で診てもらい、めまいの原因をつきとめましょう。

めまいの原因のほとんどは耳の中の障害で、難聴や耳鳴りなどの症状があわせて起こることも多くあります。一方で、脳や全身の病気から起こるケースもあります。めまいのメカニズムについてはわからない点がたくさんありますが、それでも検査技術の向上によって、症状の起こり方の研究が進んでいます。日常生活の改善や「めまい体操」などのトレーニングといったセルフケアでも症状をやわらげることができるので、まずは本書を一読し、快適な暮らしを取り戻すきっかけをつかみましょう。

本書では、1章でめまいに関する知識を、2章でめまいを引き起こす病気について、3章と4章では改善につながるセルフケアのヒントをわかりやすく解説しています。めまいは精神的なものが影響して発症することもあるので、病気のメカニズムを理解するだけでも心が楽になります。頑張りすぎず、自分のペースで症状の改善に努めましょう。

あきらめずに改善に取り組むことが、
人生を豊かにする第一歩になります。
本書を手にとってくださった皆様が
不安な症状から解放され、日常生活を
快適に過ごすことを心から願っております。

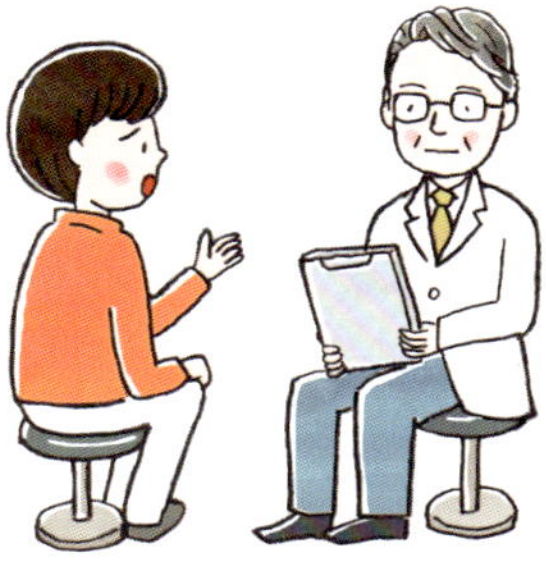

慶應義塾大学医学部 耳鼻咽喉科学教授
小川 郁

体のバランスを保つ装置の故障がめまいを引き起こす

めまいはなぜ起こるのか?

ふだんの生活で、私たちは体のバランスを意識することはありません。まっすぐ立って歩くこともできますし、片足で立ってもすぐには倒れません。しかし、例えば目を閉じて片足で立つと、すぐにバランスを崩してしまいます。これは、目から入ってくる情報がなくなり、体の位置や動く方向が感じとれずバランスが保てなくなるからです。

人は目（視覚）、耳（前庭器《ぜんていき》）、手足の筋肉や関節からバランスに関する情報を収集し、脳幹を経て脳の司令部である小脳に伝えて集約することで、体のバランスを保っています。視覚は、周囲の動きや景色を見ることで、体をどう動かせばいいのかを感じとっています。一方、手足の筋肉や関節は、体の位置などの情報を脊髄《せきずい》（背骨の中を通る神経系）から、前庭器は体の回転や傾き、加速度などを感じとって、それぞれ脳に伝えています。

この3つの感覚が正常にはたらいていれば、体のバランスはきちんと保たれます。しかし、どこかに障害が生じて情報を伝える速度が遅くなると、正常な情報を伝えるほかの2つの感覚との間にずれが生じ、それがめまいやふらつきになって体に現れます。

体のバランスをとるしくみ

人間の体は、目、耳、手足から集まった情報が小脳に集約され、そこから目や体などに指示して体のバランスを保ちます。

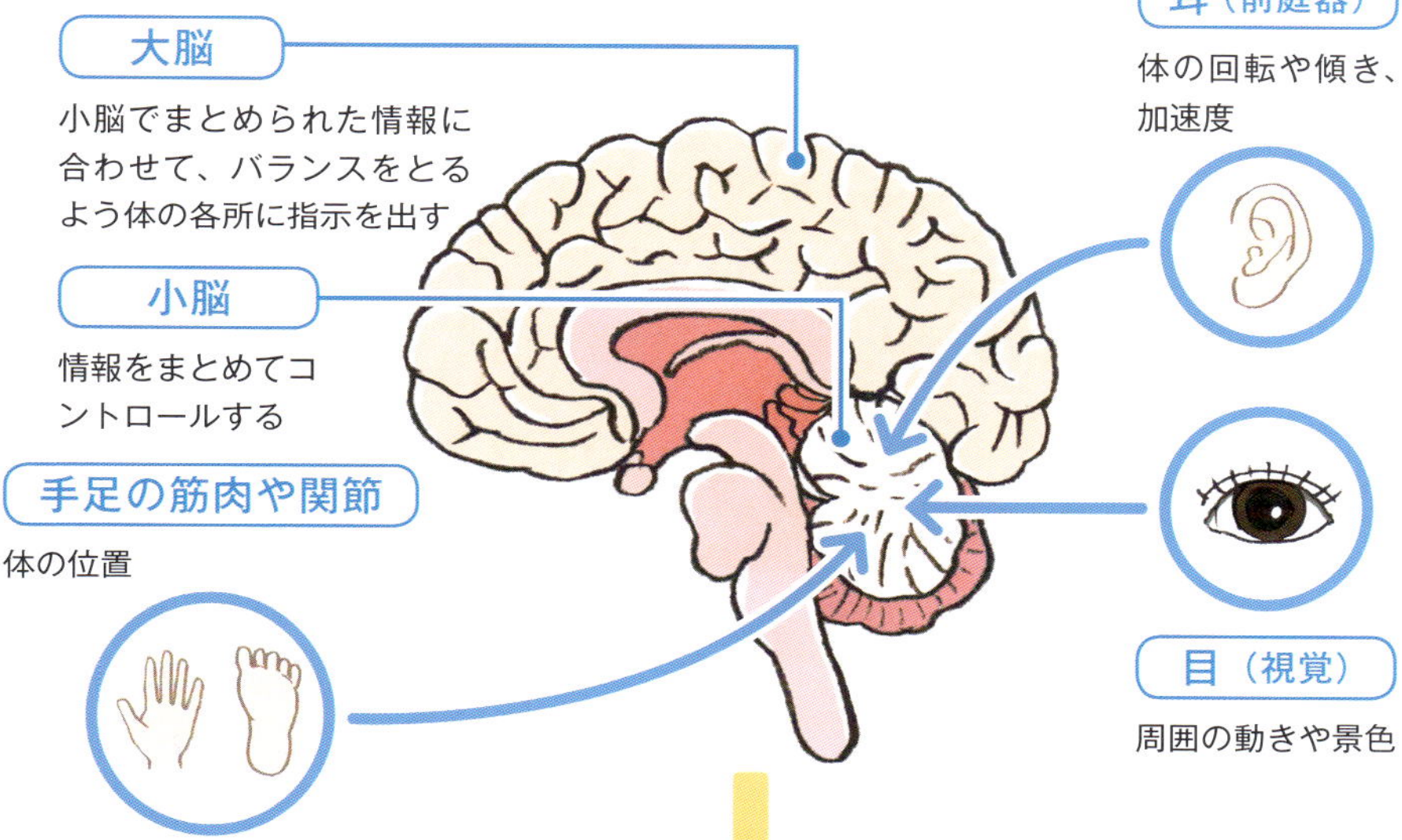
大脳
小脳でまとめられた情報に合わせて、バランスをとるよう体の各所に指示を出す
小脳
情報をまとめてコントロールする
手足の筋肉や関節
体の位置
耳（前庭器）
体の回転や傾き、加速度
目（視覚）
周囲の動きや景色

しくみが正常にはたらいている

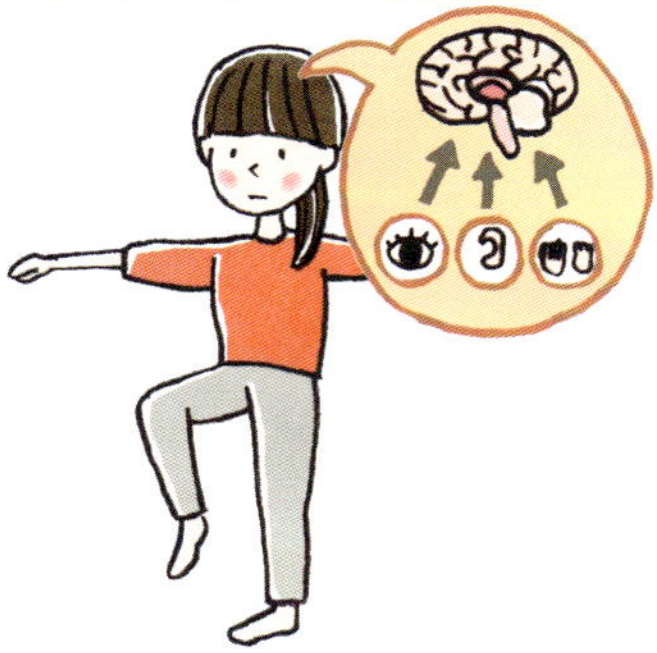

体のバランスをとる機能が正常なら、片足立ちも問題なくできます。

しくみのどこかに障害がある

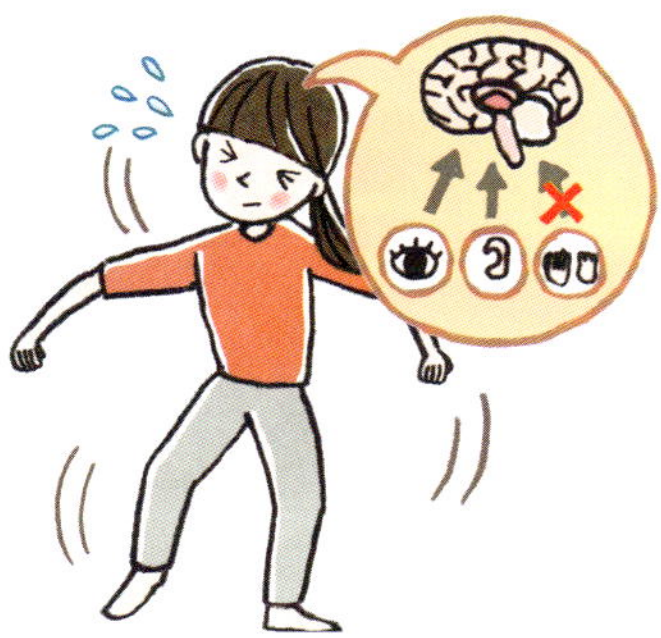

体のバランスをととのえるネットワークが狂うことでめまいが起こります。

めまいと関連性が深い体の器官

耳の構造を知っておく

体のバランスを保つ3つの感覚のなかで、とくに大事なのが耳（前庭器）です。耳には音を聞く聴覚機能のほか、体のバランスを保つ平衡機能があります。

耳は、音を集める「外耳《がいじ》」、鼓膜から奥側に音の振動などを伝える「中耳《ちゅうじ》」、もっとも奥にある「内耳《ないじ》」で構成されています。外からの音の情報を絶えず集め、それを脳に伝えることで音を認識しています。

内耳にはカタツムリのような形をした「蝸《か》牛《ぎゅう》」と「前庭器」がありますが、体のバランスを保つ平衡機能を備えているのは前庭器です。

3つの半規管からなる「三半規管」、卵形嚢《らんけいのう》と球形嚢《きゅうけいのう》という2つの袋状の部分からなる「耳石《じせき》器《き》」で構成されており、この2つの器官が体や頭の位置関係を感知し、前庭神経を通じて脳に伝えることで体のバランスをとっています。

しかし、これらの器官に障害が生じると平衡機能に左右差が生じます。そうなると体のバランスが崩れ、めまいやふらつきが引き起こされます。**めまいは脳や全身の病気が原因で起こることもありますが、もっとも関係が深いのは耳です。**まずは耳の構造について学び、めまいが生じるメカニズムを知っておきましょう。

耳の構造

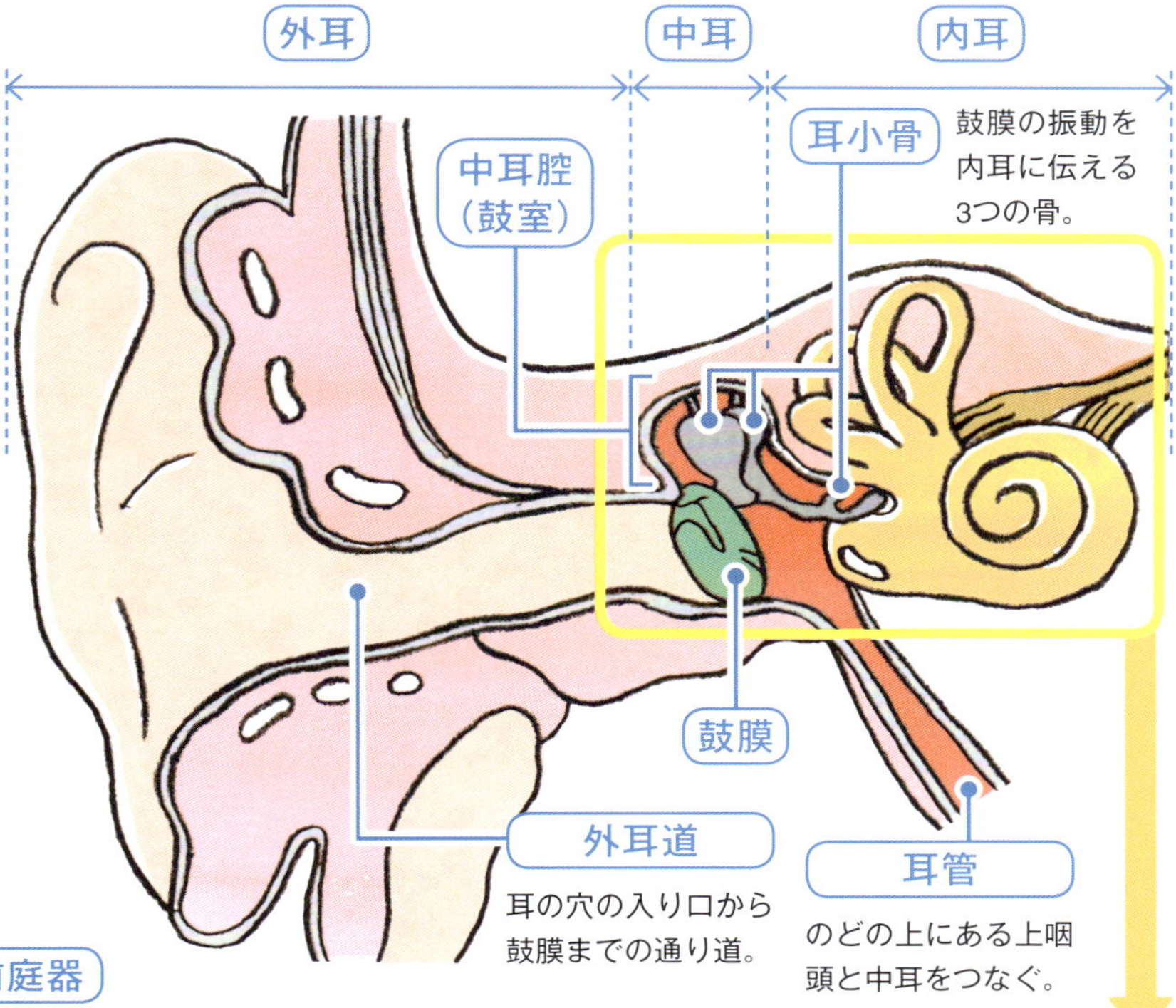
外耳
中耳
内耳
耳小骨
鼓膜の振動を内耳に伝える3つの骨。
中耳腔
（鼓室）
鼓膜
外耳道
耳の穴の入り口から鼓膜までの通り道。
耳管
のどの上にある上咽頭と中耳をつなぐ。

耳の内部

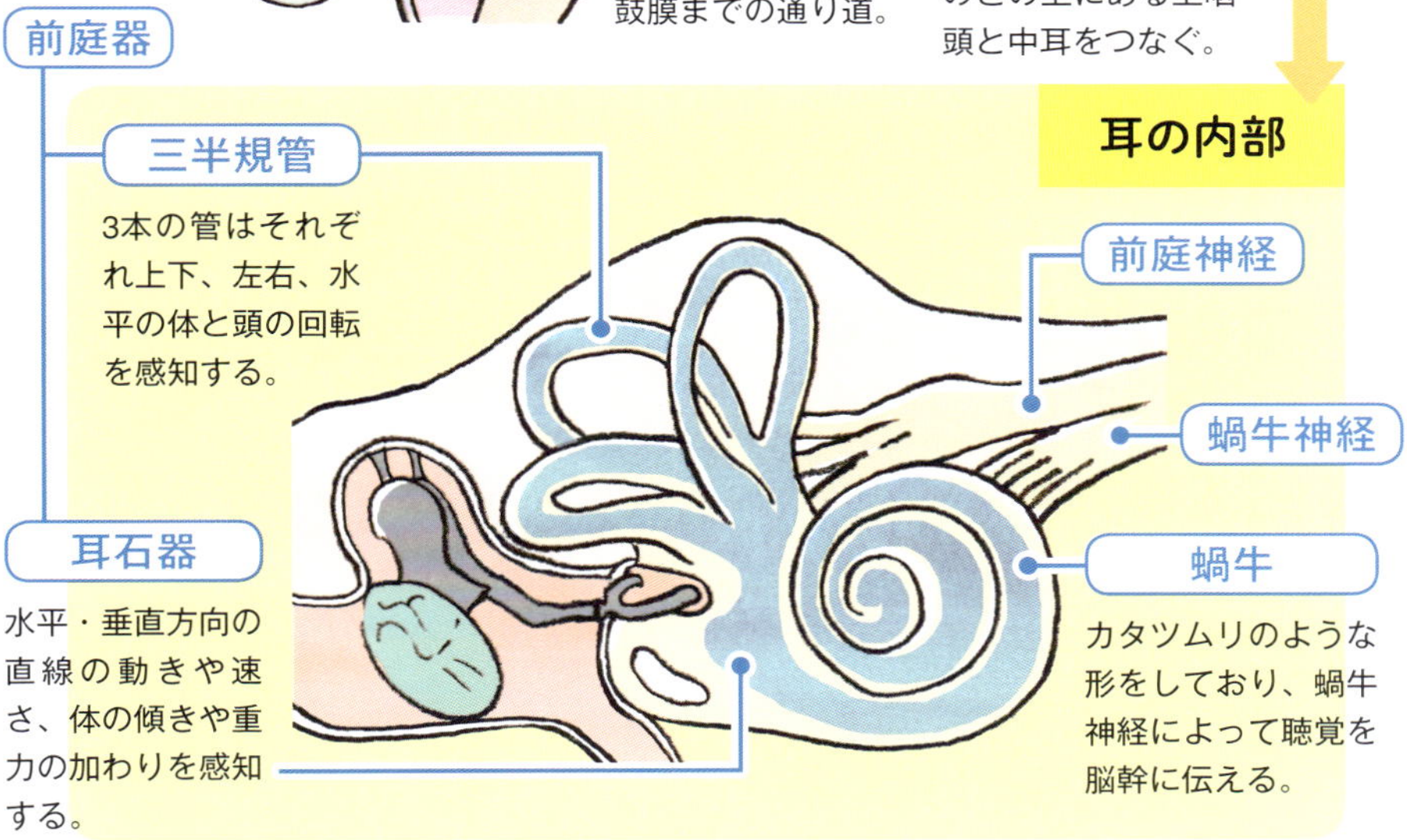
前庭器
三半規管
3本の管はそれぞれ上下、左右、水平の体と頭の回転を感知する。
耳石器
水平・垂直方向の直線の動きや速さ、体の傾きや重力の加わりを感知する。
前庭神経
蝸牛神経
蝸牛
カタツムリのような形をしており、蝸牛神経によって聴覚を脳幹に伝える。

体や頭の回転の向きや速度を感知する

ループ状の3本の管（外側半規管・前半規管・後半規管）の総称を三半規管といいます。**互いに直角に向き合ってつながっており、それぞれの方向（上下・左右・水平）の回転と、その速度を感知します。**内部はリンパ液で満たされており、頭や体を動かすと流れが生じて膨大部（根元のふくらみ）に伝わります。膨大部には平衡毛《へいこうもう》をもつ感覚細胞があり、三半規管が感知した情報を脳に送ります。

三半規管のしくみ

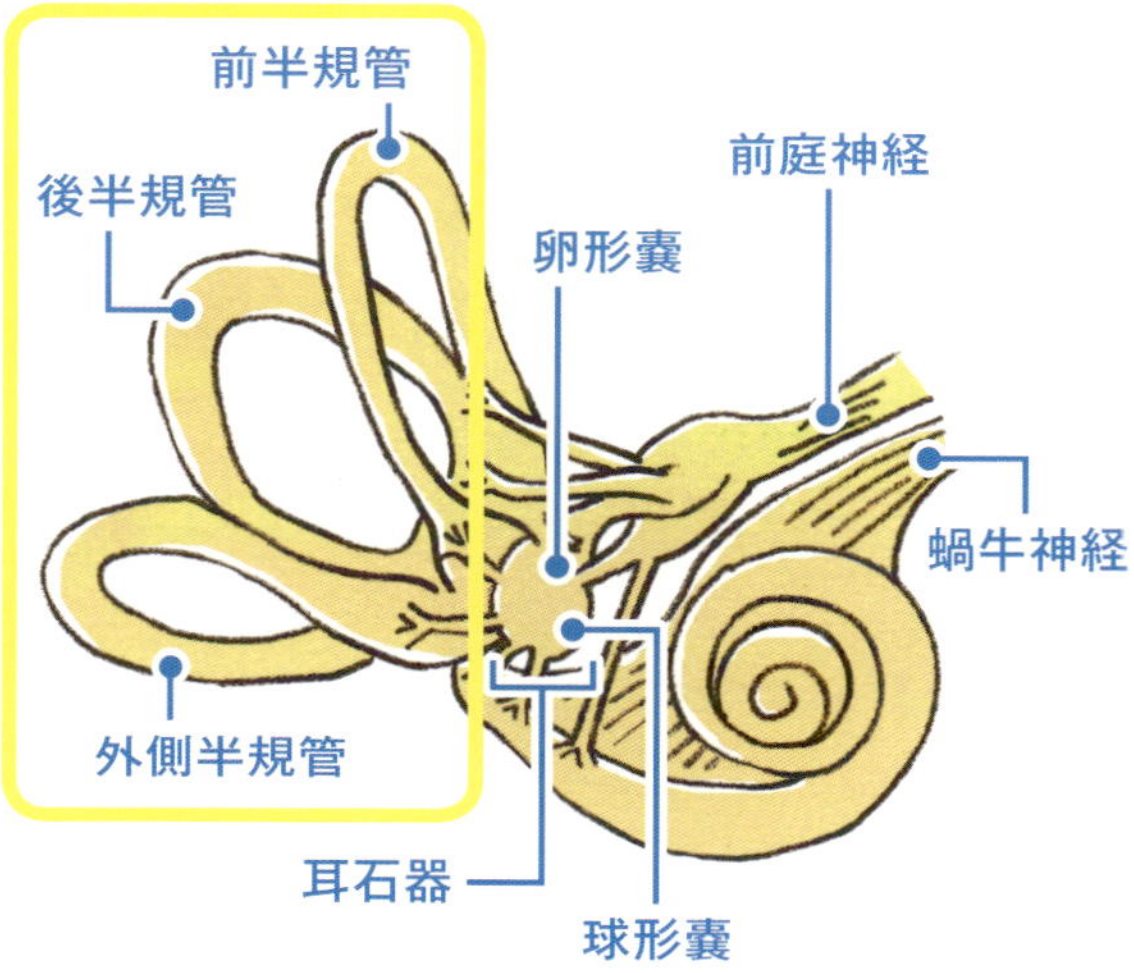

体や頭の傾き具合や直線方向の動きを感知する

三半規管の根元付近にあり、卵形嚢と球形嚢の内部には炭酸カルシウムでできた「耳石」という小さな石が入っています。**体や頭を傾けると、2つの袋の中にある耳石がそれぞれ傾きます。その動きから、水平・垂直方向の傾き具合や直線の動き、加速度、重力のかかり方などを感知します。**この情報が前庭神経を経て脳に伝わり、脳から全身（目、手足など）にバランスを保つための指令が送られます。

耳石器のしくみ

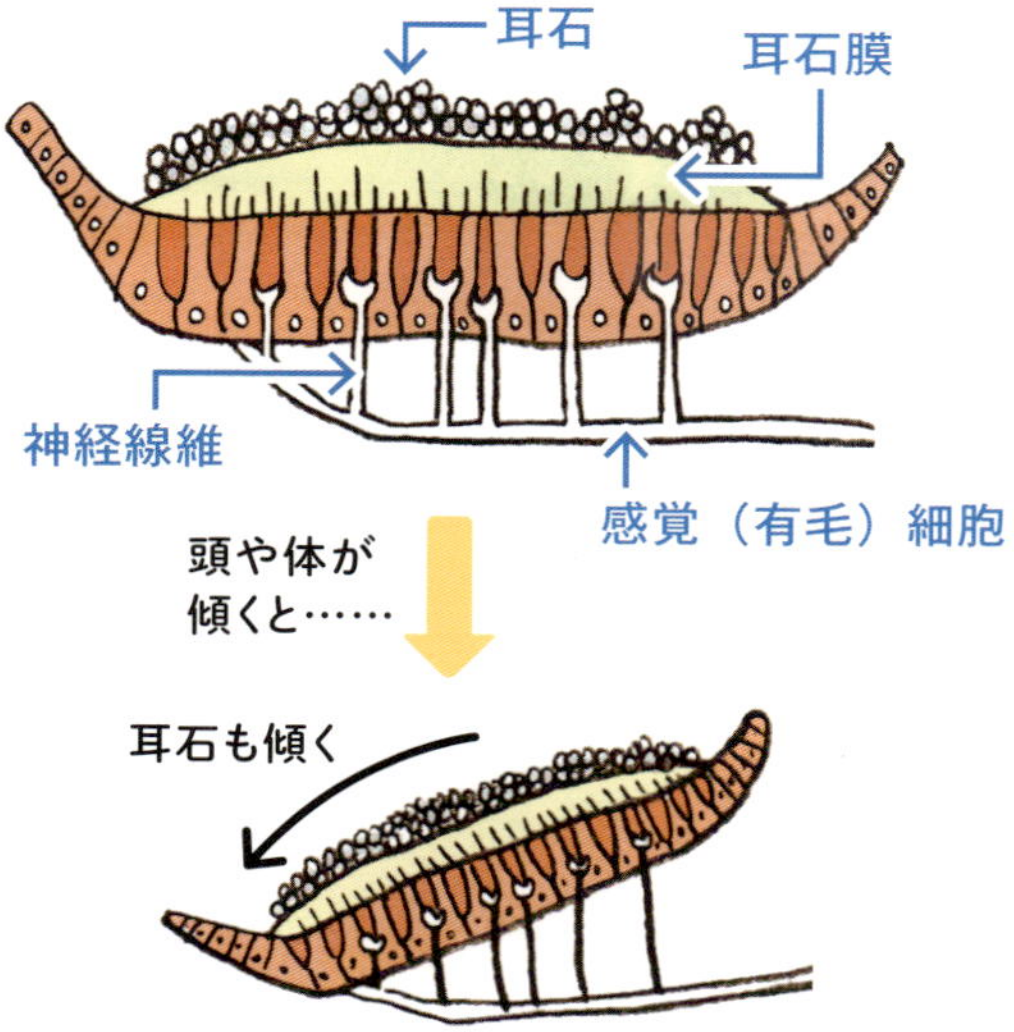

まずは自分の症状を確認するところから始める

症状の特徴から原因や対応を考える

11ページのフローチャートは、めまいや難聴、耳鳴りの症状や特徴をもとに、疑われる原因と受診先を❶～❽で示しています。

あくまで目安ではありますが、なかには緊急を要する症状もあります。症状が続くときやくり返すときは、放っておかずに早めに受診しましょう。

❶体の左右どちらかの半身に力が入らないなどの運動障害、舌がもつれてうまく話せないなどの言語障害、意識がなくなるなどの症状があるときは、**脳梗塞や脳出血といった脳血管障害の疑いがあります**。症状がおさまっても安心できないので、すみやかに脳神経外科や脳神経内科を受診しましょう。

❷**めまいを起こしやすい特定の姿勢や動作があるときは、良性発作性頭位《とうい》めまい症や頸性《けいせい》めまい、脳幹や小脳への血行不全（循環不全）などが疑われます**。めまいにくわしい耳鼻《じび》咽喉科《いんこうか》を受診しましょう。

❸**めまいを何度もくり返したり、発作のような症状が出るときは、糖尿病や不整脈、腎臓病、甲状腺機能低下症など全身の病気が原因になっていることもあります**。かかりつけ医に相談するか、全身の精密検査を受けましょう。

めまいが起きると気分が悪くなるのは自律神経の乱れのせい

❹突然の激しいめまいで難聴や耳鳴りがないときには、平衡感覚をつかさどる神経のはたらきが一時的にとどこおる前庭神経炎の疑いがあります。耳鼻咽喉科を受診しましょう。

❺スキューバダイビングをした、大音響にさらされた、風邪をひいた、飛行機に乗った、薬を飲んだなど、**めまいや難聴、耳鳴りを発症させるきっかけが思い当たるときは、外《がい》リンパ瘻《ろう》や音響性障害、中耳炎、薬の副作用などの疑いがあります。**耳鼻咽喉科を受診しましょう。

❻発症のきっかけになることが思い当たらないときは、突発性難聴やメニエール病、まれに聴神経腫瘍《しゅよう》の疑いがあります。耳鼻咽喉科で診てもらいましょう。

❼難聴の症状が突然でなくじわじわと進行するときで、**両耳で高齢者の場合は加齢性難聴の疑いがありますが、片耳の場合は聴神経腫瘍の可能性もあります。**まずは耳鼻咽喉科で検査を受けましょう。

❽耳鳴りは疲れなどでも起きますが、自分では「聞こえの悪さがない」と思っていても、検査でみつかることが多いものです。まずは耳鼻咽喉科を受診し、検査を受けましょう。

＊　＊

めまいが起きると気分が悪くなりますが、ほとんどは自律神経の乱れで起きます。耳や脳の障害で平衡感覚が乱れると自律神経のバランスも崩れて不快な症状が起こるので、規則正しい生活とストレスの解消を心がけましょう。

症状診断 フローチャート

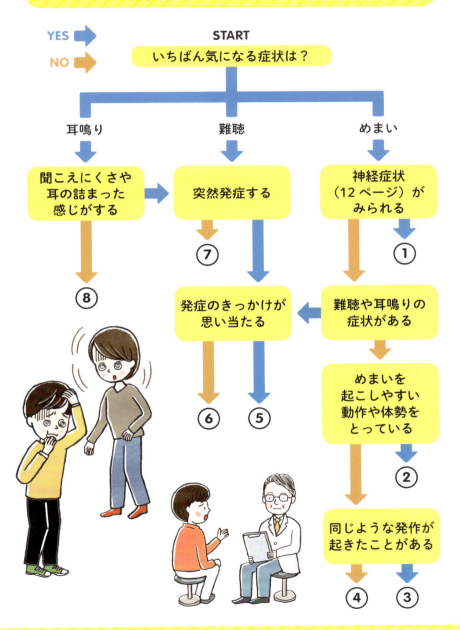

YES →
NO →

START
いちばん気になる症状は？

- 耳鳴り
  - 聞こえにくさや耳の詰まった感じがする
    - YES → 突然発症する
    - NO → ⑧
- 難聴
  - 突然発症する
    - YES → 発症のきっかけが思い当たる
      - YES → ⑤
      - NO → ⑥
    - NO → ⑦
- めまい
  - 神経症状（12ページ）がみられる
    - YES → ①
    - NO → 難聴や耳鳴りの症状がある
      - YES → 発症のきっかけが思い当たる
      - NO → めまいを起こしやすい動作や体勢をとっている
        - YES → ②
        - NO → 同じような発作が起きたことがある
          - YES → ③
          - NO → ④

めまいと同時に起きる症状

めまいは、難聴や耳鳴り以外の症状をともなう場合もあります。原因によって、現れる症状は異なります。

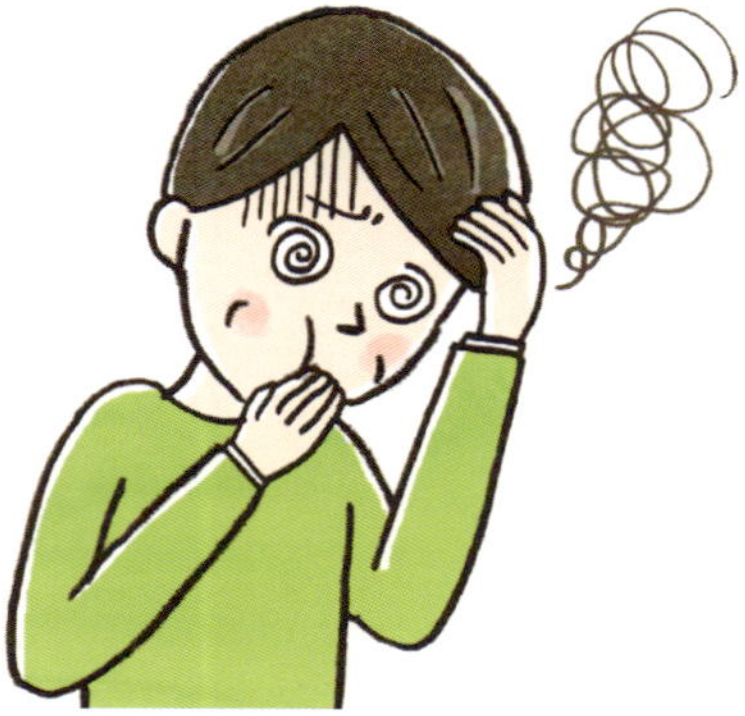

自律神経症状

耳の障害による影響

耳の障害が原因のめまいが起きると、三半規管から出ている前庭神経の刺激が自律神経までおよんで吐き気や嘔吐、顔面蒼白、冷や汗、動悸などの症状が現れます。

神経症状

脳の障害による影響

脳の病気（脳梗塞、脳出血など）によるめまいでは、自律神経症状に加えて運動障害、意識障害、言語障害、視覚障害などの神経症状が現れます。

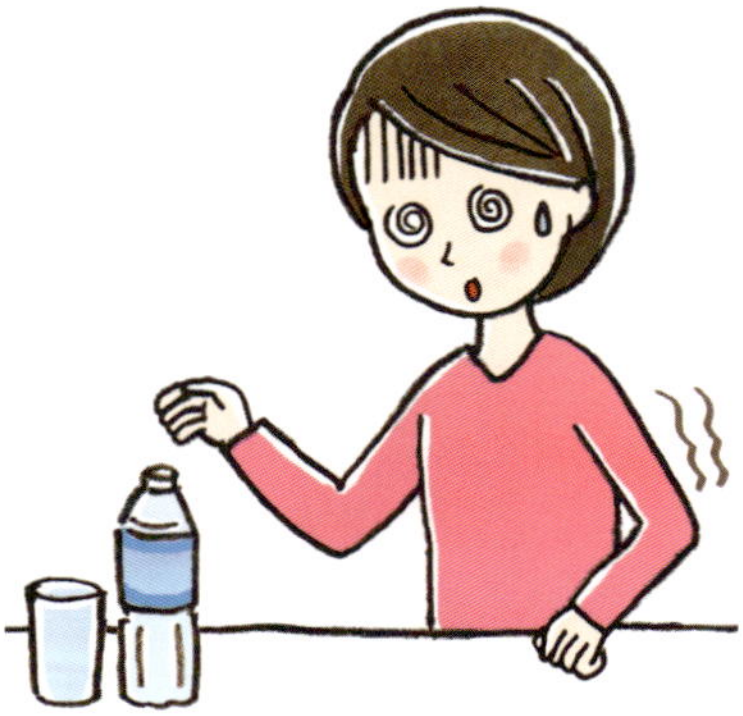

運動障害

体の左右どちらかの半身に力が入らない、しびれや感覚が鈍くなったような麻痺がある、立って歩けないなど。

言語障害

舌がもつれてうまく話せない、他人が話している言葉の意味がわからない、言葉が出てこないなど。

視覚障害

ものが二重に見えてしまう、目がかすんでいる、ものの片側半分が見えなくなるなど。

意識障害

意識がうすれるような感じがする、意識がなくなる、呼びかけに対する反応が鈍いなど。

つらい「めまい」は自分で治せる！

もくじ

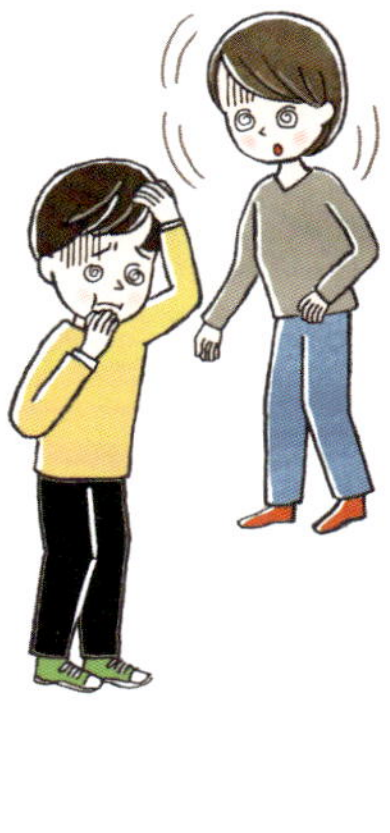

2章 めまいを引き起こす病気

3章 めまいを改善する生活術……75

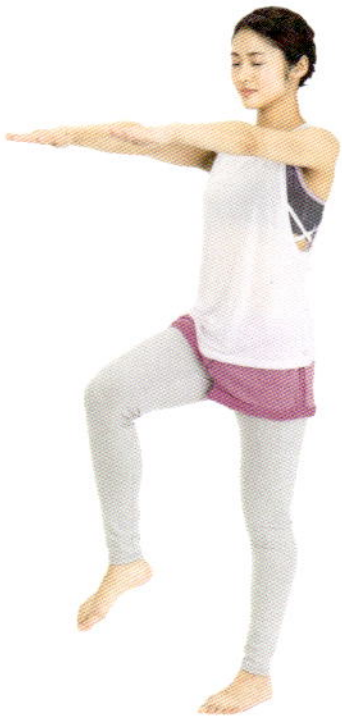

1章

めまいのメカニズムを知る

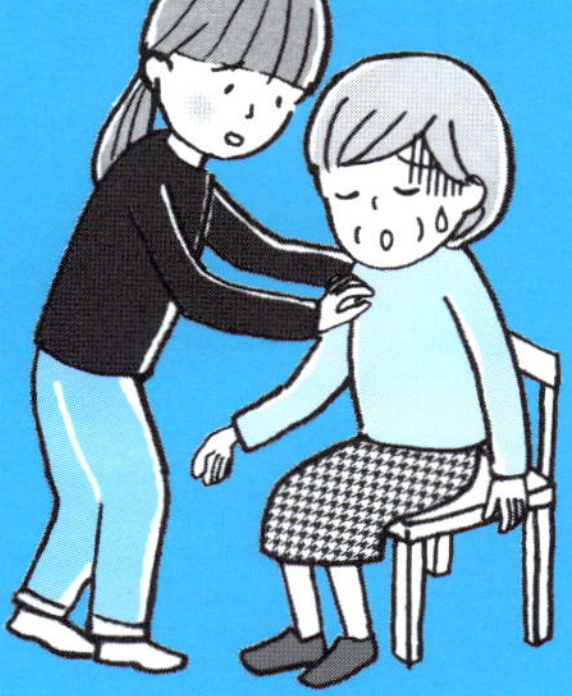

めまいの原因は耳の異常が8割以上

高齢化とストレス社会がめまい患者を増やしている

めまいの原因はさまざまですが、**8割以上は耳の中にある前庭器《ぜんていき》（三半規管、耳石器《じせき》）の異常とされています。**どちらかの耳に障害が起こると、三半規管のはたらきが悪くなったり、耳石器に入っている小さな石が三半規管の中に入りこんだときに平衡機能に異常が生じるなどして、めまいが起こります。ただし、脳や全身の異常で起きることもあれば、体に異常がないのにストレスが原因で生じる場合もあります。

厚生労働省の国民生活基礎調査（平成28年度）によると、1000人あたりで男性13・2人、女性30・2人が、「ここ数日感じる（病気の）自覚症状」にめまいをあげています。平成10年度（1998年度）は男性10・9人、女性26・7人なので、めまい

用語解説

前庭器
三半規管や耳石器などで構成され、平衡をつかさどる。

三半規管
3方向（上下・左右・水平）の体と頭の回転を感知する。

を訴える人は増加傾向にあるといえます。

めまいは男性よりも女性に多い症状ですが、男女とも高齢になるほどこの症状に悩まされる人の割合が高くなります。この20年で高齢化が進んだのに合わせて、めまいの症状を訴える人が増えたとも考えられます。**65歳以上の高齢者が人口に占める割合は今後も上昇するので、めまいに悩む人も増えると思われます。**

一方で、**最近は若い世代や働き盛りでもめまいを訴える女性が増えています。**夫婦共働きが増えたことで仕事などの悩みがストレスになっているのもありますが、育児休業をとって育児に励んだり、仕事を辞めて専業主婦になった女性も症状を訴えています。最近は育児をめぐる環境も変化しており、社会復帰への不安や子育てのストレスもめまいの遠因になっている場合もあります。

用語解説

耳石器
水平・垂直方向の直線的な動きと加速度、体の傾きや重力の加わりを感知する。

めまいの原因

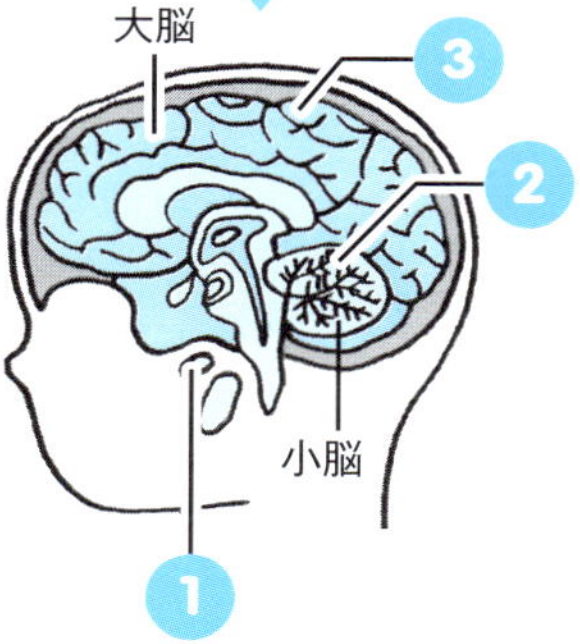

1 耳（前庭器）の障害
めまいの8割以上は、耳の中にある前庭器の障害によって起こります。

2 小脳の障害
加齢などで小脳の機能が低下することで起こるめまいは、もっとも治りにくいとされています。

3 大脳の障害
小脳で統合したバランス感覚を認知する大脳が原因で、めまいが起こることもあります。

4 ストレス
耳や脳に異常がないのにめまいが生じるのは、心因性である可能性が高いです。

5 その他の障害
高血圧や高脂血症、不整脈など、全身疾患が遠因で起こる場合もあります。

めまいが起こるのはこんなとき

自分がどんな状況でめまいが起こるのかを把握しておく

ほとんどのめまいは、何の前触れもなく突然起きます。何かきっかけがあれば「あれが原因だな」となりますが、とくに思い当たるきっかけがないことが多いです。

一方で、特定の姿勢をとったり、動きをすることで起こる場合もあります。例えば、急にイスから立ち上がったり、ベッドから起き上がったときにめまいや立ちくらみが起きることがあります（**起立性低血圧**）。また、子どもが長い時間立ち続けると、気分が悪くなったり、倒れることがあります。これを「**起立性調節障害**」といいます（成長するにつれて症状はよくなっていきます）。

ほかにも、頭をある特定の状態にしたときにめまいが起こることがありますが、こ

用語解説

起立性低血圧
急に起きたり、立ち上がったときに起こるめまい。

起立性調節障害
立ち上がったときにクラッとするめまい。思春期に起こりやすい。

れを「**良性発作性頭位めまい症**」（58ページ）といいます。めまいを誘発する頭の位置を「めまい頭位」といい、人によって位置はそれぞれ異なります。寝返りを打ったときに起こす人もいれば、髪を洗っているとき、洗濯物を干すために上を向いたとき、靴や靴下をはこうと下を向いたときにクラクラする人もいます。

この種のめまいは数秒から数十秒、長くても2分程度で収束します。ただし、何度もくり返されるので、「もしかしたら重大な病気かもしれない」と不安を抱く人もいます。自分の「めまい頭位」の位置をあらかじめ把握するなど、発症を未然に防ぐよう心がけ、不安をとり除きましょう。

また、「狭いところだとめまいがする」「苦手な人の前に立つとクラクラする」など、特定の状況で起こるケースもあります。どの病気が原因で起きたのかを自分で判別するのはなかなか難しいので、どんなときに症状が現れ、悪化するのかなどを把握するだけでも原因の解明につながります。まずは、自分がどういうときにめまいを起こすのかを知ることから始めましょう。

これらの症状はセルフケアでよくなりますが、症状がいつまでたっても改善しない、良くなったり悪くなったりをくり返す、徐々に悪化する人もいます。その場合は**すぐに医療機関を受診し、原因解明に努めましょう。**

用語解説

良性発作性頭位めまい症

特定の頭の位置で起きるめまい。

さまざまなタイプがあるめまいの感じ方

グルグル回ったように感じる「回転性めまい」

ひとくちにめまいといっても、症状の現れ方や感じ方は人それぞれです。自分や周囲がグルグル回っているように感じる人もいれば、足元がフワフワした感じになる人もいます。**めまいやふらつきの症状は、「回転性めまい」や「浮動性めまい」など、いくつかのタイプに分けられます。**

めまいのタイプだけで原因になっている病気が判明するとは限りませんが、耳や脳、体のどこが不調なのか、その病気が急性的なのか慢性的なのか、おおよその見当をつけることができます。**問診のときに症状の特徴を正確に伝えるだけでも解決の糸口になるので、まずは自分がどのタイプに近いのかを探ってみましょう。**

用語解説

内耳
耳のもっとも内側にあたる部分。

小脳
耳や目などから得た情報を統合し、体のバランスを保つために全身に指示を出す。

●グルグル回る「回転性めまい」

自分や周囲がグルグル回っているように感じるめまいで、もっとも多く見られるタイプです。まわりの景色が左から右、右から左へ流れるように見えることもあれば、ブレて波を打ったり、上下左右がめちゃくちゃに動いているように感じることもあります。激しい症状にみまわれるケースも多く、吐き気をもよおしたり、歩行困難で座りこむ人もいます。症状は数分でおさまることもありますが、ひどい場合は数時間も続くことがあります。

回転性めまいの多くは、**内耳**にある三半規管の不調で起こります。三半規管は回転を感知して体のバランスをとる器官ですが、調子が悪くなるとバランスが保てなくなって回転性めまいを引き起こします。症状が右回りで左側に倒れそうになるときは右耳の、左回りで右側に倒れそうになるときは左耳の三半規管に不具合があると考えられます。少ないですが、**小脳**の出血で起こることもあります。

また、**回転性めまいには自分が動いていないときに生じる「自発性」と、寝返りや起床など自分が動くことで生じる「誘発性」があります。**自発性は**メニエール病**（60ページ）や**前庭神経炎**（62ページ）、**突発性難聴**（64ページ）といった内耳の病気で生じることが多いですが、**脳出血**（70ページ）のような脳の病気で起こることもありま

用語解説

メニエール病
めまいや耳鳴り、難聴の発作をくり返す病気。

突発性難聴
突発的に起きる原因不明の難聴。

す。一方、誘発性は良性発作性頭位めまい症（58ページ）や**小脳腫瘍**などで起きやすい症状です。

●フワフワする「浮動性めまい」

足元がフワフワして、船に乗っているような不安定な感じのめまいで、「体が宙に浮いているような感じがする」「マットや雲の上を歩いているよう」「頭がふわーっとして、自分の頭ではないみたい」などと表現されることが多いです。

回転性のような激しい症状は出にくいですが、症状が長引く傾向にあります。また、原因となる病気が急性期から慢性期に移った頃に起きやすく、足元がおぼつかない感じが長く続くので、不安にさいなまれる人も少なくありません。

浮動性めまいは、内耳にある耳石器（頭の向きや傾き、加速度などを感知する器官）の不調で起こることが多くあります。かつては脳の病気との関連性が指摘されていましたが、最近の研究によって、脳の病気と浮動性めまいの関連性がうすいことが明らかになっています。

●グラグラする「動揺性めまい」

頭や体がグラグラと揺れるように感じるめまいで、歩いているときにふらついたり、人やものにぶつかったりします。頻繁に足元が揺れたり、体がゆらゆらしてまっ

用語解説

前庭神経炎
風邪などがきっかけで前庭神経に炎症が生じる病気。

脳出血
脳の血管が破れることで、脳の中に出血を起こす病気。

すぐ歩けないのも、動揺性めまいの症状例です。

回転性めまいを起こす病気が急性期から慢性期に移ったとき、内耳にある三半規管と耳石器にいちじるしい不調が生じたとき、運動をつかさどる小脳に障害が生じたときなどに起こりやすいのですが、原因不明のふらつきとして扱われることも多く、有効な治療が受けられないケースもあります。

●目の前が真っ暗になる「眼前暗黒感」

いわゆる「立ちくらみ」で、急に立ち上がったときや長く立ち続けたときに目の前が真っ暗になって気分が悪くなったり、クラッとしたりします。おもな原因は脳にいく血流の障害、低血圧などで、睡眠不足や疲労が加わると症状が悪化するおそれがあります。

●つまずきやすくなる「平衡失調」

歩行時に何もない場所でつまずいたり、まっすぐに歩けなくなる、転びやすくなるなどのふらつき症状を「平衡失調」といいます。耳の不調が原因で起こることが多いですが、加齢にともなう筋力低下でも生じます。年をとると目や耳などの感覚器や筋肉などが衰えていきますが、平衡機能を鍛えたり、筋肉を増やすトレーニングでの改善が有効です。

用語解説

小脳腫瘍
小脳にできた腫瘍で、めまいや耳鳴りを引き起こす。

さまざまなめまいのタイプ

回転性めまい（グルグル回る）

- 自分自身が回っているように感じる
- 自分の周囲が回っているように感じる
- 周囲が左から右、右から左に流れるように感じる
- 周囲の景色が上下左右めちゃくちゃに動いているように見える
- 周囲の景色がブレて波打って見える
- めまいと同時に吐き気をもよおす

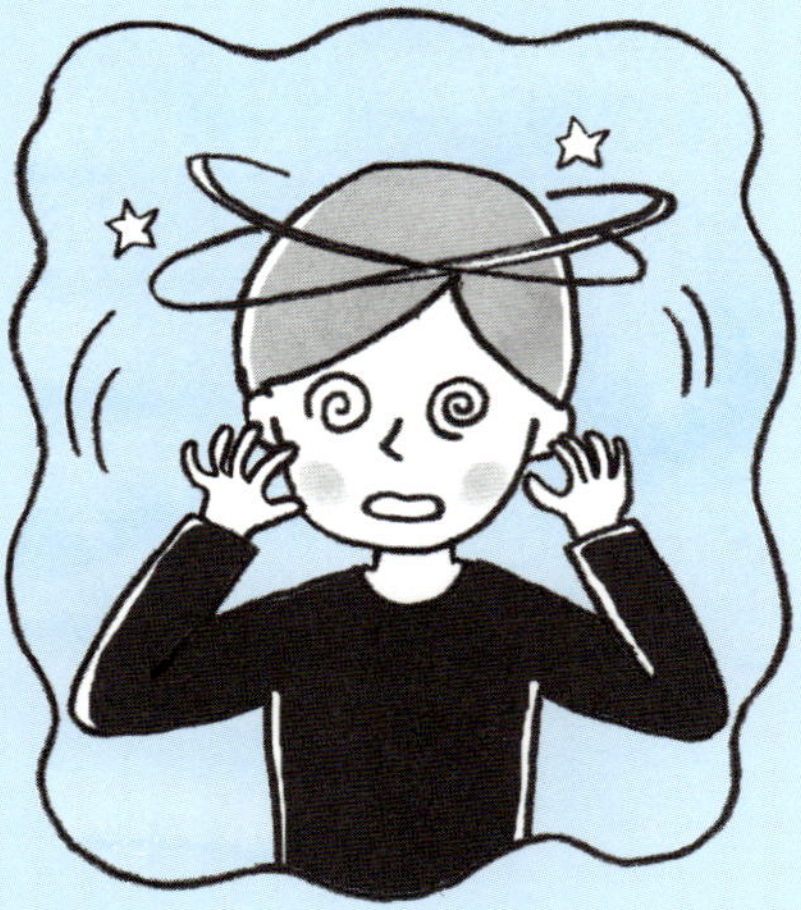

浮動性めまい（フワフワする）

- 体がフワフワと宙に浮いているように感じる
- 雲の上を歩いているような感じになる
- 頭がふわーっとする
- マットの上を歩いているような感じがする
- 船に乗っているかのような不安定感にみまわれる
- 歩行中に床がめりこむような感覚になる

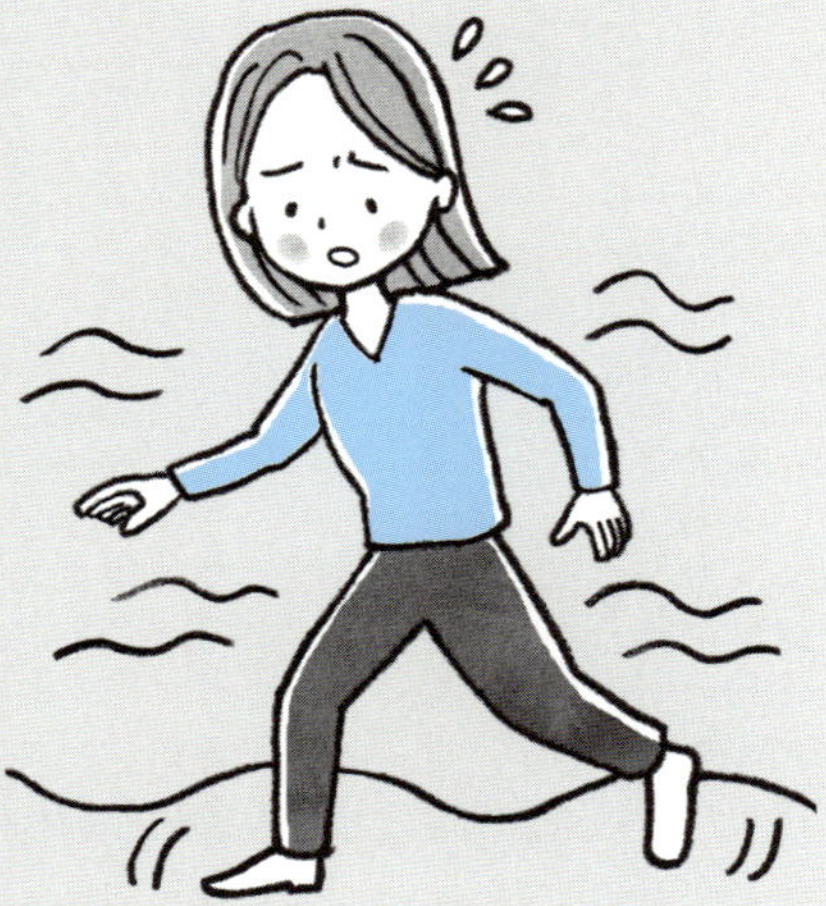

動揺性めまい（グラグラする）

- 頭や体がグラグラ揺れているように感じる
- 歩いているときにふらつく
- 人やものにぶつかったりする
- 頻繁に足元が揺れる
- 体がゆらゆらしてまっすぐ歩けない

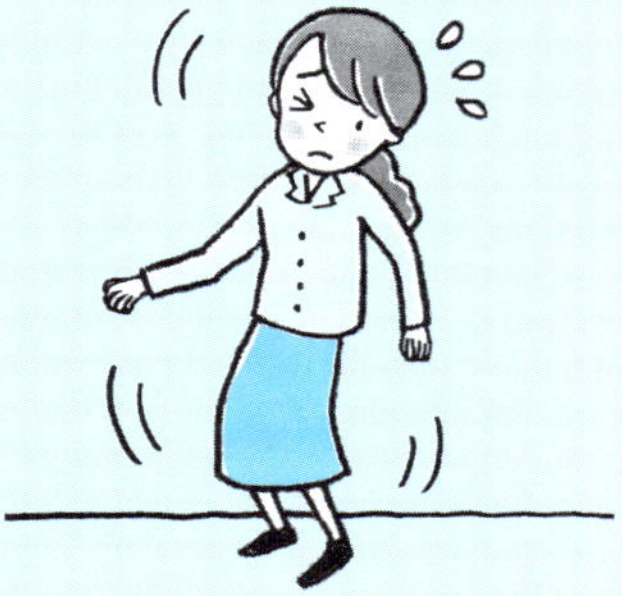

眼前暗黒感（立ちくらみ）

- 長く立ち続けたときに目の前が真っ暗になって気分が悪くなる
- 急に立ち上がったときにクラッとする

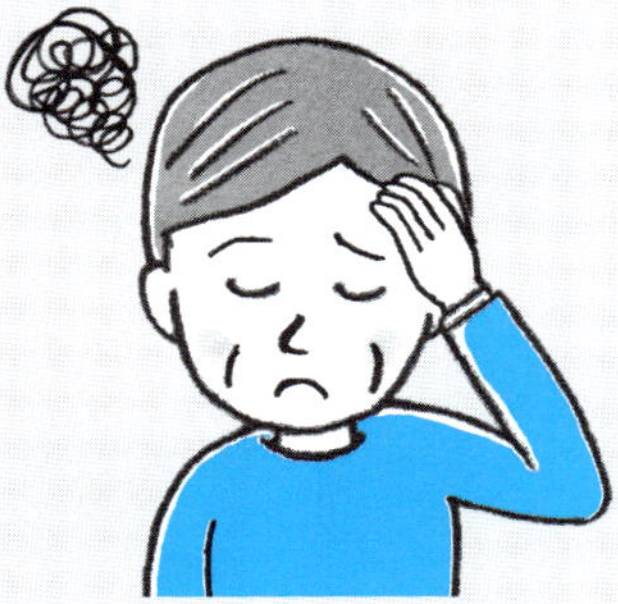

平衡失調（ふらつき）

- 歩行時に何もない場所でつまずく
- 体が前後左右に揺れてまっすぐに歩けなくなる
- 転びやすくなる

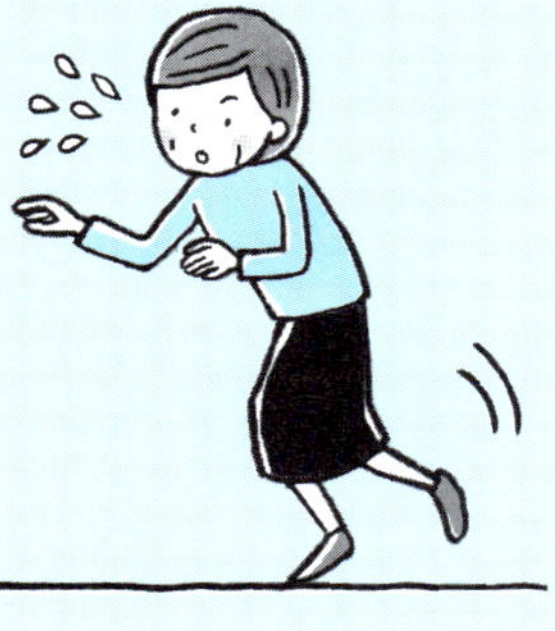

小脳の機能低下もめまいを引き起こす

バランスを調整してめまいを抑える役割を果たす小脳

めまいは耳の不調で生じるケースがほとんどですが、小脳の機能が低下することで起こることもあります。

小脳は耳や目、手足の筋肉や関節から得た情報を集約します。それを受けて手足を動かす、しゃべるために口やのどを動かす、目を動かすなど、バランスを保つために体の各所にさまざまな指示を出す、人間の体の司令塔ともいうべき役割を担っています。前述のとおり耳の前庭部の平衡機能が乱れるとめまいが起こりますが、多少の不具合なら小脳がバランスを調整して、めまいの発生を防いでくれます。

また、ひどいめまいが起きても時間がたてば落ちつきますが、これも小脳のはたらきが大きく関係しています。**乱れた平衡機能を小脳が元に戻す作用を「小脳の中枢代償」といい、めまいからの回復という重要な役割を果たしています。**

ところが、小脳のはたらきが悪くなると指示に乱れが生じ、バランスが崩れてめまいが生じます。ストレスや動脈硬化などによって脳に酸素と栄養を送る動脈（**椎骨《ついこつ》脳底動脈**）が細くなると、血の流れが一時的に悪化し、小脳がうまくはたらかなくなってしまいます。

ほかにも、脳の血管が詰まる「脳梗塞」、脳の血管が破れて出血する「脳出血」、脳に腫瘍ができる「脳腫瘍」や「**聴神経腫瘍**」が原因でめまいが起こることもあります。**耳が原因で生じるめまいは命にかかわることはありませんが、脳が原因のめまいは命にかかわる危険があるので、とくに注意しましょう。**

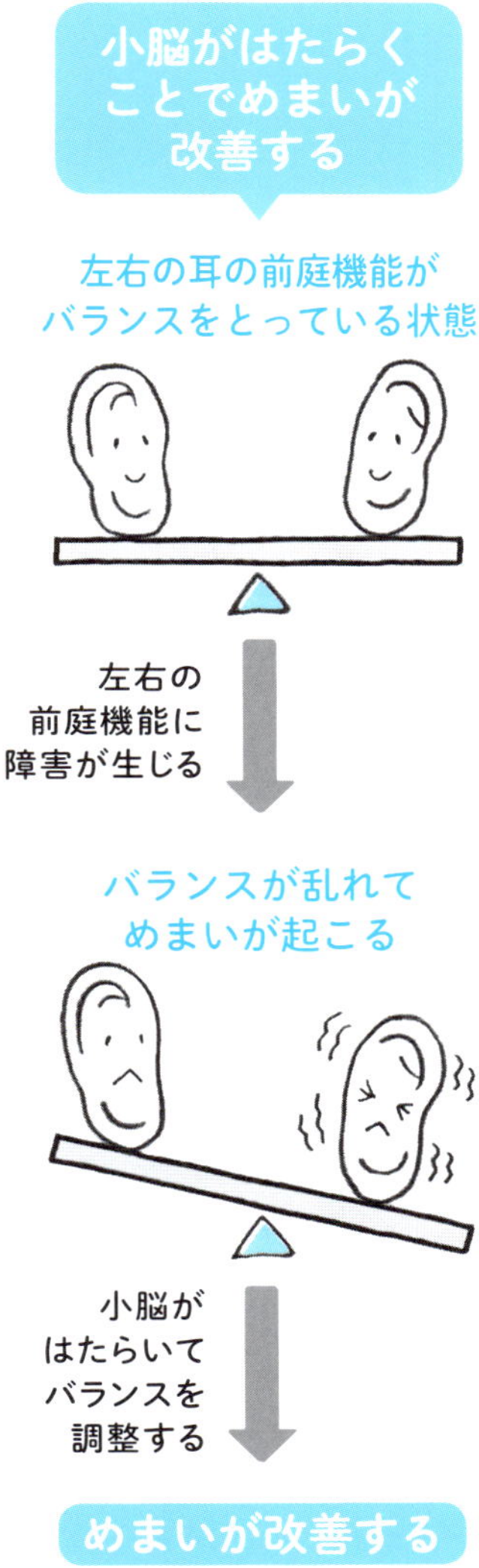
小脳がはたらくことでめまいが改善する
左右の耳の前庭機能がバランスをとっている状態
左右の前庭機能に障害が生じる
バランスが乱れてめまいが起こる
小脳がはたらいてバランスを調整する
めまいが改善する

用語解説

椎骨脳底動脈
椎骨に沿って脳幹へ血液を送る動脈。

聴神経腫瘍
聴力を伝える神経の周囲を包む鞘（さや）のような細胞から発生する良性の腫瘍。

心身のストレスもめまいの原因に

症状を気にしすぎてストレスになりさらに症状が悪化する悪循環に陥る

めまいの症状は、耳や脳などに原因がなくても起こることがあります。「頭がぼんやりする」「体の力が抜けた感じがする」「寝ているときに体が沈んでいくように感じる」「目の前がカチカチ、チラチラする」「倒れそうな不安を感じる」など、漠然とした、めまいといえるかどうかわからない症状を訴える人もいます。

こうした漠然としためまい感は、医療機関で検査を受けても原因がわからないことがよくありますが、過度のストレスやうつ病、過労などが原因とも考えられています。また、メニエール病や突発性難聴といった病気も、ストレスが影響して発症するといわれています。

どんなに健康な人でも、ゆっくり睡眠がとれないほど忙しかったり、体調を崩したり、解決困難な問題を抱えこむなどして心身に強いストレスが加わると、めまいや耳鳴りなどが引き起こされます。休養をとったり、体調がよくなったり、あるいは問題が解決するなどしてストレス要因がなくなることで、症状がいつの間にか改善していたというケースもあるので、しっかりと休むのもめまい防止には有効です。

いつまでたっても症状が改善しないと、「このまま慢性化するのでは」「悪い病気を抱えているのかも」といった不安感がつのります。そうなるとさらに強いストレスが加わり、めまいなどの症状がもっとひどくなってふさぎこみ、眠れなくなってストレスがたまる……そんな終わりの見えない悪循環に陥ってしまいます。**まずは自分の性格や行動パターンを見つめ直し、ストレス要因を減らす努力をしていきましょう。**

心因性めまいの悪循環

ストレスがたまると日常生活に支障をきたし、めまいの症状がさらに悪くなります。そして、それが新たな不安やストレスにつながるという悪循環におちいります。

日常生活の不調

多忙や睡眠不足が続くとストレスが強くなり、日常生活にも影響が出ます。

症状が悪化

心身に強いストレスが加わることでめまいなどが起こり、症状が悪くなります。

不安が高まってストレスがたまる

症状が悪化すると、さらに強い不安を感じるようになります。これがさらに強いストレスになり、心身にさらなる悪影響を与えます。

こんな症状がある人はめまいかもしれない

めまいの前兆を知って発作の回避につなげる

めまいは何の前触れもないまま突然起きることが多いですが、前兆のような症状にみまわれる人もいます。めまいが起こる前に少し気をつけるだけでも、発作の回避につながります。

めまいは耳（前庭器）の不調が原因で起こることが多いので、耳鳴りがしたり、耳が詰まった感じになるなど、耳に違和感があるときは要注意です。また、めまいではふらつきとともに吐き気をもよおすことがあるので、軽いむかつきや吐き気を感じたり、何となくふらつきやすいときも気をつけるべきです。

ほかにも、**気圧の変化が内耳を刺激してめまいの原因になることがあります。**トン

用語解説

耳管

耳と鼻・のどを結ぶ管。ふだんは閉じているが、つばを飲みこんだり、あくびをすると開いて中耳に空気が出入りする。

ネルに入ったとき、飛行機が離着陸するときに耳がツーンと詰まった感じがしますが、これは気圧の変化に内耳が対応できないせいで生じるものです。内耳を刺激するとめまいや耳鳴りといった症状が引き起こされるので、気圧変動が大きい季節の変わり目はとくに注意しましょう。ガムをかんだり飴をなめるなどして唾液を飲みこむと、**耳管**が開いて症状をやわらげることができます。

「後頭部が重く感じる」「やたらと生あくびが出る」「まぶたが重い」「首や肩のこりがいつも以上にひどい」などの症状も、めまいの予兆としてあげられます。軽いめまいや前兆の段階で改善に取り組むと症状がおさまることが多いので、体の変化を感じたら、なるべく外出は控えるべきです。とくに風邪などで体調を崩したときはめまいが悪化するおそれがあるので、治療に最善を尽くしましょう。

めまいの前兆となる現象

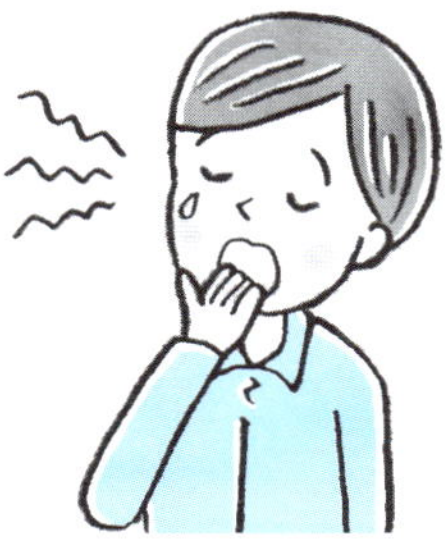

生あくびが出る

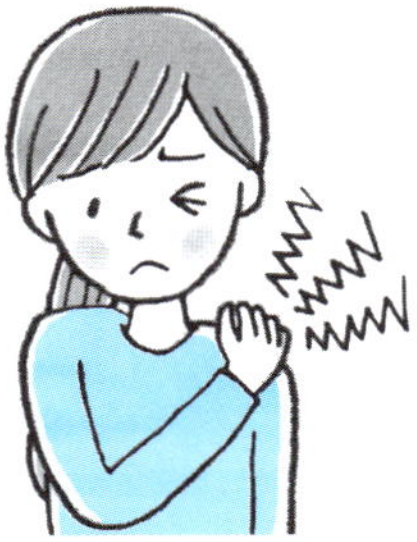

肩こり・首こりがいつも以上にひどい

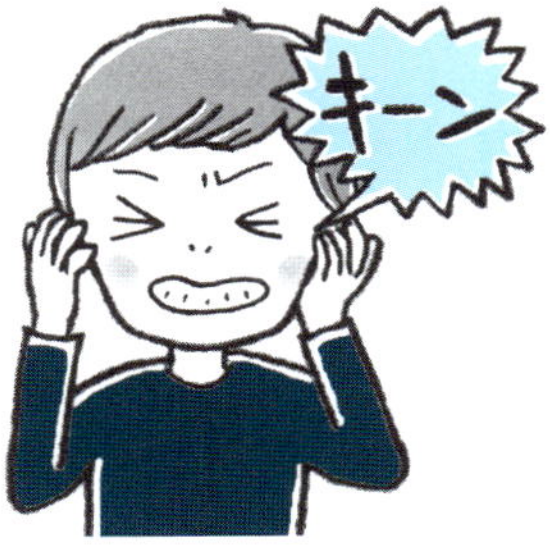

耳鳴りや耳の詰まった感じがする

突然めまいが起きたときの対処法

外でめまいが起きたら安静な場所で落ちついて休む

め **まいには前兆のような症状もありますが、それに気づかないまま突然起こるケースがほとんどです。** いきなり頭がクラクラすると誰もが動揺しますが、あわててしまうと転んだり、事故に遭うおそれもあります。めまい発作はしびれなどがなければ命にかかわるものではないので、落ちついて行動しましょう。

歩行中に起きたときは、ふらついて転倒しないように気をつけます。あわてると呼吸が浅く速くなり、過呼吸になってさらに苦しくなるので、まずは落ちついて立ち止まり、ゆっくり深呼吸しましょう。

近くに座れる場所があるときはゆっくり移動して腰をおろし、ない場合はその場に

用語解説

過呼吸

呼吸を多くしすぎたせいで血液中の二酸化炭素が減少し、呼吸が乱れて苦しくなる症状。

しゃがむなどして落ちつくのを待ちましょう。座ることができなくても、壁に手をついて体を支えるだけでも不安定感が少なくなります。安全な場所で休み、楽な姿勢をとることを心がけましょう。

誰かと一緒に行動しているときは、安全な場所に連れていってもらいましょう。ひとりの場合でも、周囲の人に声をかけて助けてもらったほうが安心です。横になれる、人通りや車の往来が少ない静かな場所に連れていってもらうのがベストですが、公園などに設置されているベンチでも大丈夫です。

電車やバスに乗っているときにめまいが起きたときは、動きが少ない遠くの景色を眺めるようにします。それでもつらいときは、まわりの人に遠慮せず声をかけ、席を譲ってもらいましょう。降りるときに急に立ち上がると、ふらついて転ぶ危険性があるので、早めに降りる準備をするとよいです。また、プラットホームの端にいるとふらついて落ちてしまうおそれもあるので、中央部にいたほうが安全です。

階段を昇り降りしている途中でめまいが起きたときは、手すりなどにつかまって立ち止まりましょう。降りきってから（昇りきってから）休もうとする人もいますが、無理に階段を昇り降りするのは非常に危険です。とくに降りるときはふらつきやすいので、症状が落ちついたあとも気をつけましょう。

部屋で安静にするときは暗くて静かな場所で

横になって休むときは自分が楽だと感じる姿勢をとるのがよいですが、吐き気があるときは吐いたもので窒息する可能性があるので、顔を横に向けたほうが安全です。 また、内耳に原因があるとわかっているときは、悪いほうの耳を上にすると楽になります。ネクタイやベルト、ボタンなどで体を締めつけているときは、外してゆるめておきましょう。

部屋で休むときは、カーテンを閉めて暗くし、テレビも消して目や耳から入る刺激をシャットダウンします。 頭を動かすとめまいが悪化するので、洗面器や新聞紙、ビニール袋などを用意して嘔吐に備えるなど、あまり動かなくてすむ工夫を心がけましょう。そして、少し落ちついたところで医師から処方された薬や酔い止めの薬を飲み、様子をみましょう。

めまいの発作は安静にしていれば徐々に落ちつきますが、しばらく休んでも症状がおさまらないときは、医療機関を受診するようにします。場合によっては、周囲の人に救急車の手配をしてもらいましょう。

めまいが起きたときの対処法

まずは座る

転倒するおそれがあるので、近くに座る場所があったら座りましょう。

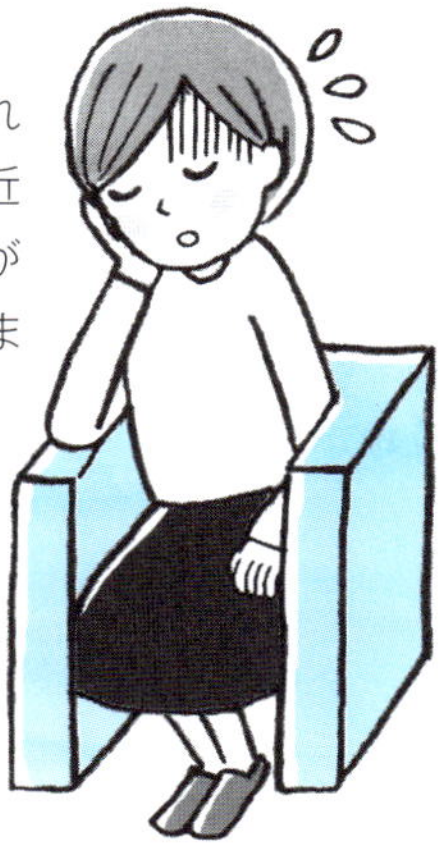

周囲の人に助けを求める

誰かと一緒なら同行者に、ひとりの場合は周囲の人に助けを求めましょう。

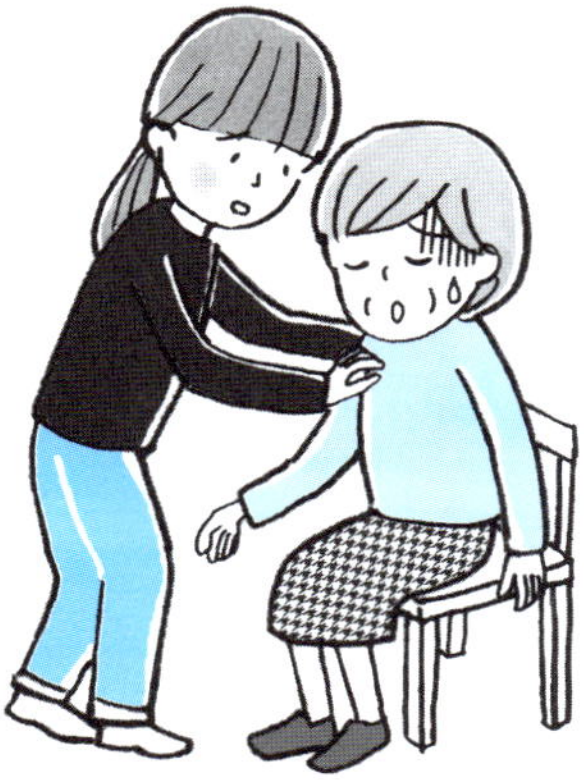

横になって安静にする

目や耳から刺激が入ると症状が悪くなるので、静かで暗い場所で休みましょう。目を閉じるだけでも効果的です。

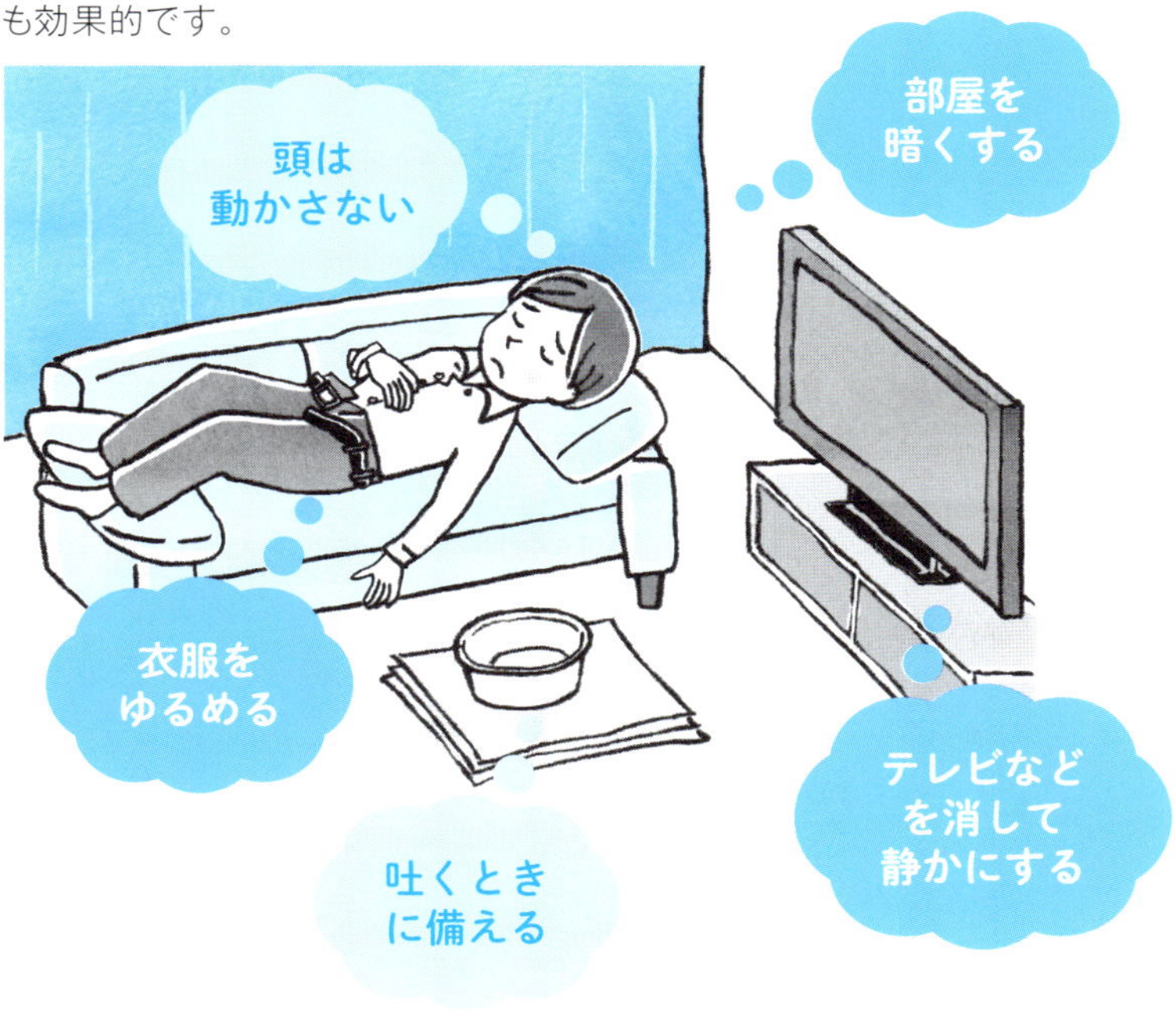
頭は動かさない
部屋を暗くする
衣服をゆるめる
テレビなどを消して静かにする
吐くときに備える

症状がおさまっても ぶり返しに気をつける

めまいがずっと続く場合は 原因をつきとめる必要がある

しばらく安静にしていれば、めまいは自然におさまっていきます。しかし、再びめまいを起こすことがあるので、十分注意しないといけません。**症状がおさまっても吐き気があるときは、無理に動かないようにしましょう。**

どうしても外出しないといけないときは、慎重に行動する必要があります。吐き気を招きやすい人混みのひどい道は避け、階段では転倒防止のために手すりをつかんでください。めまいが再発して車道側に倒れると事故の危険があるので、ガードレールのない道は歩かないようにしましょう。

車の運転時は景色がすばやく流れるので、平衡機能に不具合が生じて再発するおそれがあります。また、車庫入れも前方と後方の確認をくり返すのでクラッとしてしまいます。**運転中に万一のことがあれば事故につながりかねないので、めまいの収束後しばらくは運転を控えるべきです。**

めまいの症状が落ちついたあと、体を動かすのは全身の血流をよくして内耳の血のめぐりもよくするので、めまいの軽減や抑制などが期待できます。ただし、激しい運動をするとめまいがぶり返す可能性があるので、控えめな運動を自分のペースで行うようにしましょう。

また、自宅にいるときも注意が必要です。発作直後は火を扱う家事や入浴などは危険なので、しばらく時間がたってから行いましょう。家事にはめまいを誘発する動きが多いので、頑張りすぎないことも大事です。

めまい発作がおさまったあとに体を動かすときの注意点

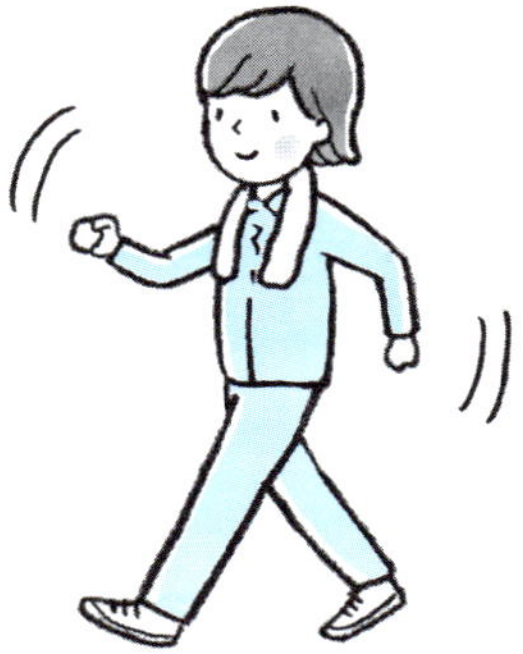

- 激しい運動はしない
- 吐き気があるときは無理に動かない
- 人混みのひどい道は避ける
- 階段では手すりにつかまる
- ガードレールのない道は避ける
- 車の運転はなるべく控える
- 発作直後の火の使用には注意

こんな症状が起きたらすぐ病院に行くべき

脳が原因のめまいはとくに気をつける必要がある

ほ **とんどのめまいは休んでいるうちにおさまりますが、めまいの原因となる病気によっては何日も続くこともあります。治っても再びめまいが起こり、慢性的に悩まされる場合もあります。**

突発性難聴、前庭神経炎、聴神経腫瘍、小脳梗塞、ラムゼイ・ハント症候群などを症状とするめまいは突然発症し、ずっと続くことが多くあります。また、激しいめまいが数時間から数日でよくなったものの、再び起きるというケースもあります。代表的な疾患としてはメニエール病や外リンパ瘻などがあり、良性発作性頭位めまい症や起立性調節障害、起立性低血圧などによるめまいも、くり返し起こる可能性があるの

用語解説

ラムゼイ・ハント症候群
顔面神経まひにめまいや難聴、耳鳴りなどが合併した疾患。

で気をつけましょう。

耳が原因のめまいには命にかかわる危険性がほとんどないのですが、脳の病気が原因の場合は注意が必要です。診察や治療が遅れると、発作の際の神経症状が後遺症として残る場合があるばかりか、最悪の場合は死に至る可能性すらあります。**激しい頭痛がする、ものが二重に見える、舌がもつれてうまく話せないなどの症状が起こる場合は脳梗塞や脳出血などの疑いがあるので、すぐに救急車を手配しましょう。**どれだけ早く病院へ行くかが、回復の決め手になります。

また、救急車を呼ぶほどではなくても危険というケースもあります。めまいを起こす回数が増えたり、耳鳴りを併発するなどの症状が起きる、不快な症状が生活に支障をきたすような状況であれば、医療機関で原因をたしかめましょう。

めまいの緊急度チェック

危険レベル20

できるだけ早く受診する

- □めまいに吐き気や嘔吐がともなう
- □症状が長く続く、頻繁にくり返す
- □耳に痛みがある
- □症状が徐々に悪化している

危険レベルMAX

今すぐ救急車で医療機関へ！

- □ものが二重に見える
- □激しい頭痛がする
- □意識がうすれる、ぼんやりする
- □舌がもつれてうまく話せない
- □転びやすい、座っていられない
- □手足が思うように動かせない

めまいとセットで起こる 難聴と耳鳴り

平衡機能と聴覚をつかさどる器官が お互いに影響をおよぼし合う

めまいは耳の疾患が原因で起こりやすい症状ですが、その多くは耳鳴りとセットで生じます。どちらも非常に不快感が強いので、めまいに悩む人は耳鳴りの症状の特徴も知っておくべきです。

めまいと耳鳴りが同時に起こるのは、耳の中の構造が関係しています。めまいは平衡感覚をつかさどる前庭器（三半規管、耳石器）、耳鳴りは聴覚をつかさどる蝸牛《かぎゅう》が大きくかかわっていますが、この2つは内耳で隣り合って位置し、お互いが細い管で結ばれています。脳とつながる神経（前庭神経、蝸牛神経）も近いので、一方の器官や神経に障害が出るともう一方にも影響をおよぼし、めまいと耳鳴りがセットで起こ

用語解説

蝸牛
内耳にある聴覚をつかさどる感覚器官。かたつむり（蝸牛）に似た形状をしている。

一過性脳虚血発作
一時的に脳に血の流れが悪くなり、神経症状が起きる発作。

りやすくなるのです。

また、**めまいや耳鳴りと同時あるいは前後して難聴が起こることもあります。**めまいや耳鳴りと比べると自分で気づきにくい症状ですが、耳鳴りの約9割は難聴をともなうとされています。

めまいは、耳だけでなく脳の病気が原因でも生じます。**脳が原因の場合は吐き気や冷や汗、手足のしびれ、舌のもつれ、意識障害といった神経症状が現れますが、耳が原因の場合と違って難聴や耳鳴りがセットで現れることはほとんどありません。**ただし、**一過性脳虚血発作**や**椎骨脳底動脈循環不全**などは脳が一時的に虚血状態になるので、それによって内耳への血流も悪くなります。そうなると音の聞こえ方が悪くなったり、耳鳴りが起こることがあります。

めまい・難聴・耳鳴りはセットで起こりやすい

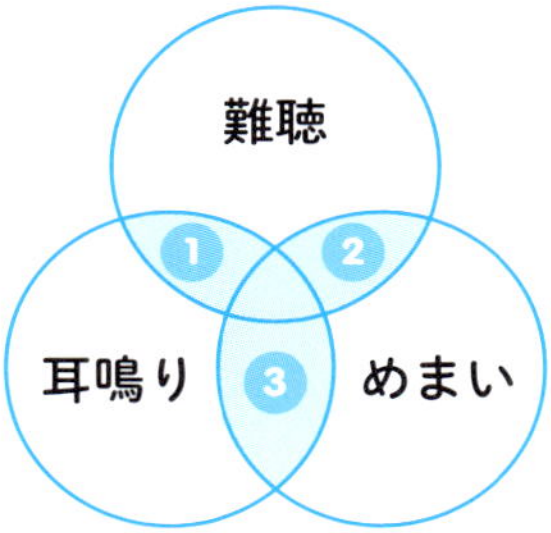

1 難聴＋耳鳴り
耳鳴りの約9割は難聴をともなうとされていますが、耳鳴りを気にしすぎて難聴に気づいていない人も多いです。

2 めまい＋難聴
めまいの不快な症状にとらわれるあまり、難聴に気づかない人も少なくありません。

3 めまい＋耳鳴り
めまいや耳鳴りと一緒に難聴が起きている可能性があります。聞こえが悪くなっていないか、自分でも意識的に確認してみましょう。

用語解説

椎骨脳底動脈循環不全
椎骨動脈や脳底動脈の血流が低下してめまいが生じる病気。

耳鳴りの音は人によってさまざま

音源がないのに耳や頭の中で音がする「自覚的耳鳴り」

耳鳴りは「**体の外側に音源がないのに、耳の中や頭の中で音がしているように感じる**」ことをいい、めまいと同時に起きることも多くあります。**「自覚的耳鳴り」と「他覚的耳鳴り」があり、多いのは自覚的耳鳴りです。**

私たちの体内では、呼吸によって鼓膜が動く音、心臓の鼓膜など、生命活動をいとなむ過程でさまざまな音が発生しています。ふだんはまわりの雑音によって消されていますが、静かな環境に身を置くと聞こえることがあります。こうした音が気になってしまう状態を「他覚的耳鳴り」といい、「スー、ハー」という呼吸音や「ペコペコ」と鼓膜が動く音が、耳鳴りとして聞こえてきます。ただし、原因となる音源をつきとめ

用語解説

外耳道
耳の穴の入り口から鼓膜までの通り道。

中耳
耳の鼓膜から奥のことで、中耳腔や耳小骨、耳管からなる。

れば、比較的対処しやすい耳鳴りです。

これに対し、**「自覚的耳鳴り」は、周囲にも体の中にも音源がなく、自分にしか聞こえない耳鳴りのことをいいます**。かつては原因不明とされましたが、近年の研究によって脳が耳鳴りを起こしていることがわかっています。

耳鳴りの音には、「キーン」「ピー」などの電子音や金属音（高音性耳鳴り）、「ゴー」「ブーン」などの低い音（低音性耳鳴り）があります。また、単一の音だけが聞こえる耳鳴りを「純音性耳鳴り」、複数の音が入り混じって聞こえる耳鳴りを「雑音性耳鳴り」といいます。どの程度の高さの音がするかで耳のどこにトラブルがあるのかがわかるので、めまいだけでなく耳鳴りにも悩まされている人は、まずは自分の症状をしっかりと把握するところから始めましょう。

用語解説

耳小骨
鼓膜の振動を内耳に伝える3つの骨（ツチ骨、キヌタ骨、アブミ骨）。

音を感じるしくみ

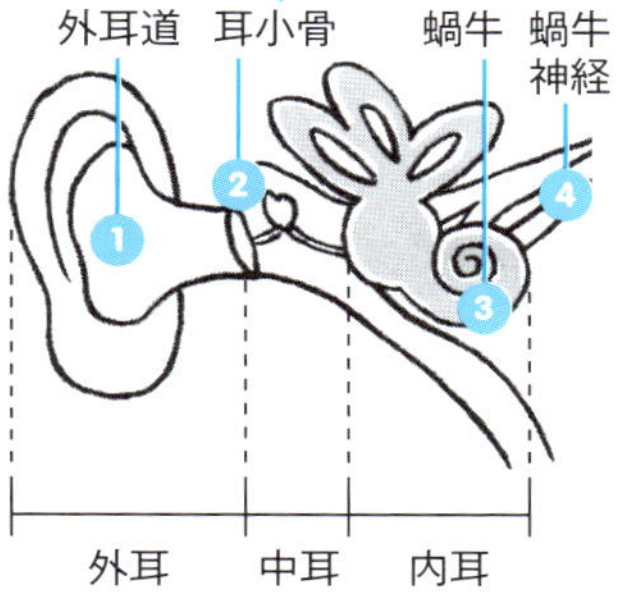
外耳道
耳小骨
蝸牛
蝸牛神経
1
2
3
4
外耳
中耳
内耳

1 外耳道《がいじどう》から鼓膜へ
耳たぶ（耳介《じかい》）によって集められた音が空気の振動になり、外耳道を経由して鼓膜を振動させます。

2 耳小骨《じしょうこつ》で音の大きさを調節
鼓膜の振動が中耳《ちゅうじ》にある耳小骨に伝わり、音が増幅されます。

3 電気信号が発生
蝸牛内のリンパ液が揺れ、それを感覚細胞がキャッチして電気信号に変換します。

4 振動を音として認識する
電気信号は蝸牛神経から脳に伝わり、音として認識されます。

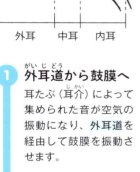

聴覚路のどこかで問題が生じると耳鳴りが起こる可能性がある

めまいと一緒に起きやすい耳鳴りがなぜ起きるのかを理解するには、まずは音の聞こえ方を知っておく必要があります。

音は集音器のような形をした耳たぶ（耳介）で音を集め、外耳道を通って中耳にある**鼓膜**に伝えています。鼓膜が音によってふるえると、それが**中耳腔《ちゅうじくう》（鼓室）**にある3つの小さな骨（耳小骨）に伝わり、振動が増幅されて内耳の蝸牛に伝えられます。こうした音を空気の振動として伝えるしくみを「伝音系」といいますが、脳は空気の振動を音として感じることができません。そこで内耳の蝸牛が音の振動を電気信号に変え、脳に伝えます。この外耳から中耳、内耳を経て脳に至る経路を「聴覚路《ちょうかくろ》」といい、聴覚路の過程のどこかで問題が生じると、耳鳴りが起こる可能性があります。

耳鳴りで悩む人の9割以上は難聴があるといわれますが、難聴も外耳から脳へ至る過程で問題が生じることで発生します。**外耳から中耳に至る経路に障害があって起こるものを「伝音難聴」、内耳や聴神経、脳の異常などによって起こるものを「感音難聴」といい、原因がわかりにくく治療が難しいのは感音難聴とされています。**

用語解説

鼓膜
空気中の音をとらえるための器官。

中耳腔（鼓室）
鼓膜の裏にある空間。

耳鳴りの発生メカニズム

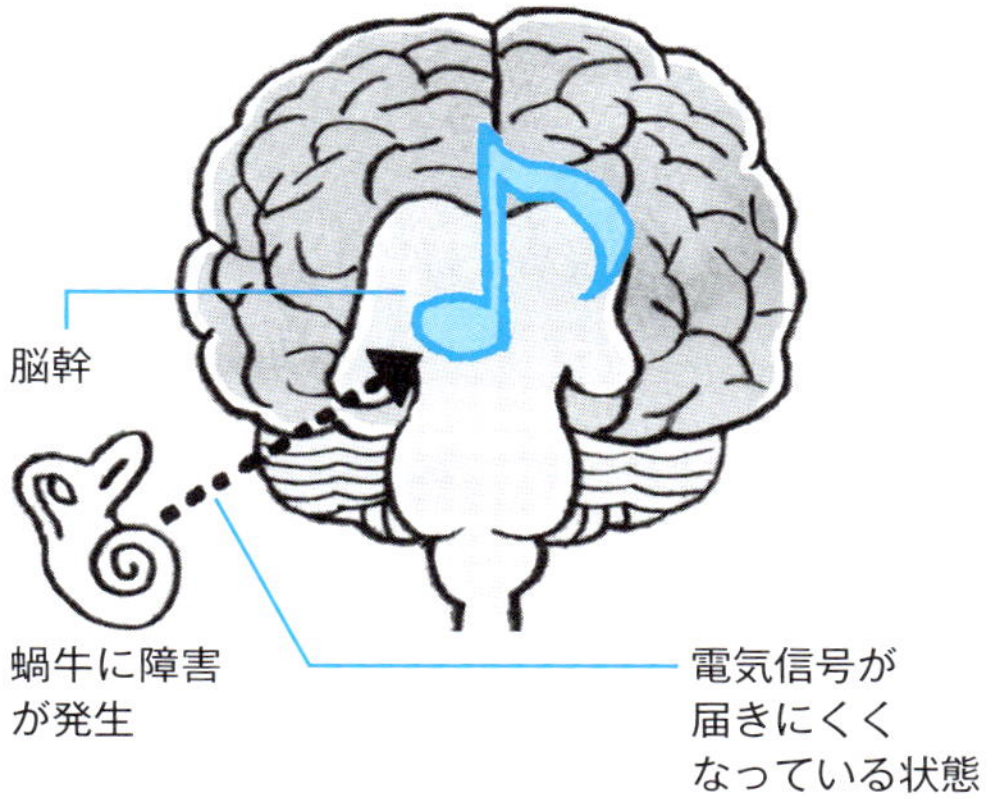

① 聴覚器に異常が発生

音は内耳で電気信号に変換されますが、聴覚路に障害が起こると信号が届きにくくなります。難聴の多くは蝸牛の障害で起こるとされています。

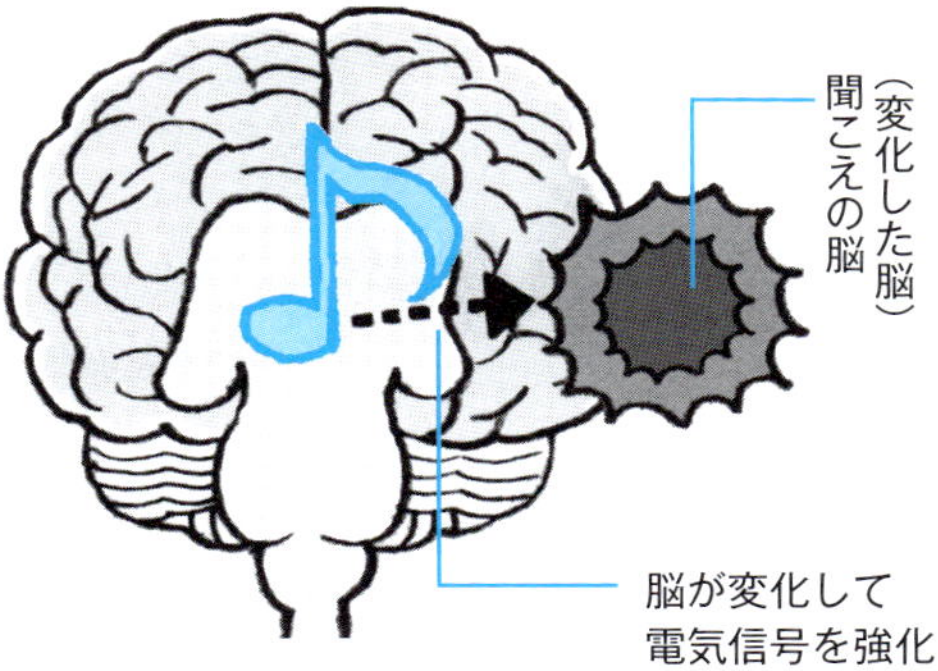

② 脳が音の不足に気づいて補おうとする

聴覚路の障害で信号が届きにくくなると、信号が弱くなった（聞こえが悪くなった）部分を補うために脳が変化し、電気信号を増幅させて強化します。

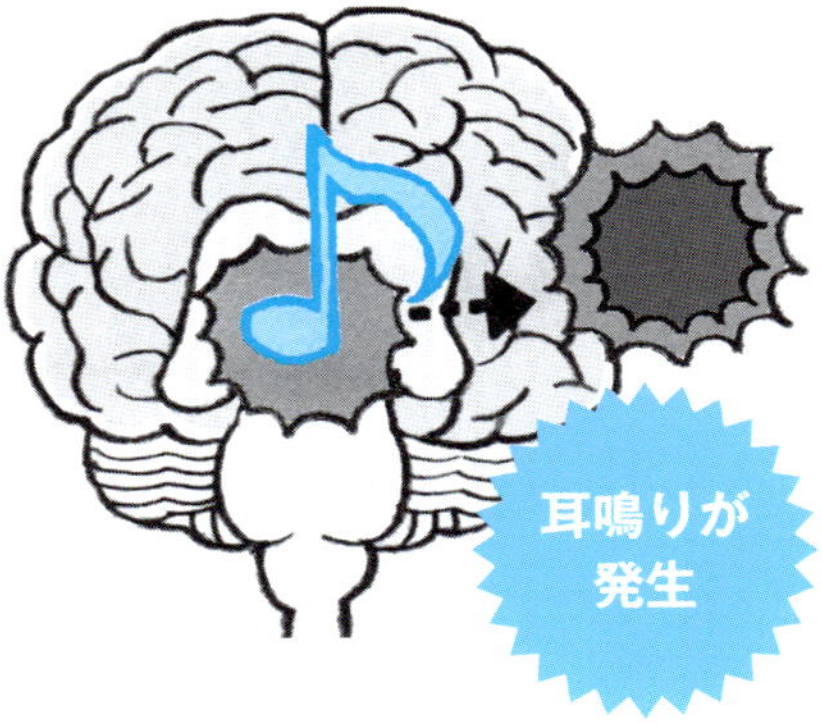

③ 補われた音が「聞こえの脳」に伝わる

脳が変化したことで、もともとは聞こえなかった小さな音が増幅され、耳鳴りとして聞こえるようになります。耳鳴りがあるから聞こえにくいのではなく、聞こえにくいから耳鳴りがするのです。

COLUMN 1

めまいの一種である乗り物酔い対策

車や船などに乗っているときに気分が悪くなる乗り物酔いも、めまいの一種です。乗り物に乗ると、上下左右の揺れや振動の持続、カーブでの揺れなど、さまざまな刺激を内耳の三半規管や耳石器が感じとります。また、目からは車窓を流れる風景も視覚情報として脳に伝わります。

これらの情報が脳内でスムーズに整理できて、適切な指示が出されていれば問題ありません。しかし、脳（おもに小脳）の感受性が強すぎると自分がどのような位置にいて、どんな運動をしているのか認識できなくなってしまいます。その結果、平衡感覚に乱れが生じ、めまいや吐き気、冷や汗などの症状が乗り物酔いとして起きてしまいます。

乗り物酔いしやすい人は、前日によく眠ったり、体調を整えるなど、万全な対策をとっておきましょう。電車では進行方向を向いて座ったり、車では助手席に座ると酔いにくくなります。４章で紹介する「めまい体操」をして、いろいろな動きに対応できるように体を慣らすのも有効です。

もし酔ってしまったら、乗り物から降りて休むのがベストです。それが難しいときはベルトやネクタイなどをゆるめ、腹式呼吸などをして安静にしましょう。頭部を冷たいタオルなどで冷やすのもおすすめです。

乗り物酔いを防ぐポイント

出発前

- 前日はよく眠る
- 出発前は食べすぎず、軽めの食事で
- 事前に乗り物酔いの薬を服用する

→

出発後

- 乗り物内の換気をよくする
- 進行方向と同じ向きで座る
- 前方が見える席、揺れにくい席に座る
- 前方の遠くの景色を見るようにする

2章
めまいを引き起こす病気

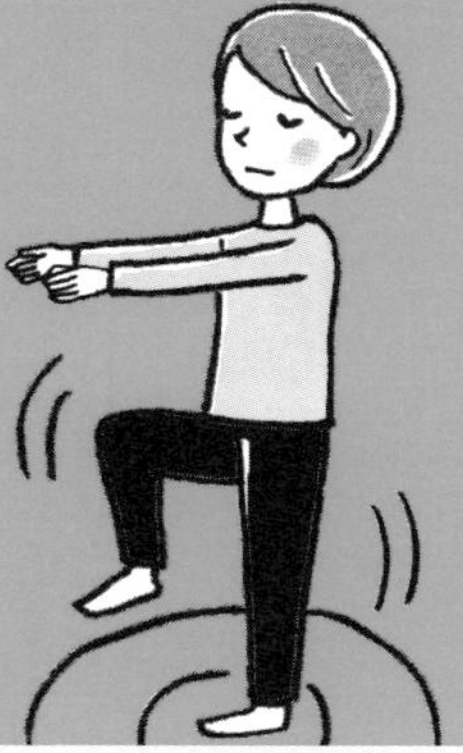

めまい治療の前に準備しておくこと

耳が原因のめまいは耳鼻咽喉科を受診

めまいは頭痛や腹痛と同じで、いつ誰にでも起こりうる症状です。寝不足が続いたり、風邪をひいたり、ストレスがたまるだけでも生じますが、睡眠をとったり、少し体を休めたり、心身の不調が改善されるだけでおさまるケースも少なくありません。しかし、めまいの症状が激しかったり、なかなかおさまらなかったり、何度もくり返すようであれば、医療機関で診てもらいましょう。

めまいの原因のほとんどは耳の異常なので、基本的には耳鼻咽喉科を受診するのがベストです。ただし、めまいや耳鳴りのほかに手足のしびれや舌のもつれ、激しい頭痛、ものが二重に見える、立って歩けない、意識がぼんやりするなどの症状があるときは脳の障害が原因と考えられるので、脳神経外科などを受診することをおすすめします。

また、**高血圧や糖尿病といった生活習慣病で治療を受けているときに生じためまいは、薬の**

副作用で起きた可能性があります。まずはかかりつけの医師に相談しましょう。

近年はめまいや難聴、耳鳴りを専門的に検査したり、治療する診療科も増えています。「めまい外来」を標榜する医療機関や、めまいを専門に診る平衡神経科のような細分化された診療科がある大学病院や総合病院もあります。こうした医療機関で受診したい場合は、かかりつけの耳鼻咽喉科から紹介してもらいましょう。

診察を受けるときは、まずは医師による問診が行われます。**問診の情報は原因を探るうえでとても大事なので、受診前に自分の症状や状態を整理し、具体的に説明できるようにしておきましょう。**

めまい受診の前に整理しておくこと

1. **どのようなめまいか？**
   自分がグルグル回る、まわりがグルグル回る、体がふらつく、まっすぐ歩けない、足が地につかないような感じがする、立ち上がったときに目の前が真っ暗になった……etc.
2. **いつ、どんなときに起きたか？**
   ある日突然に、朝起きたら、立ち上がったら、急に頭を動かしたら、振り返ったら、洗濯物を干していたら……etc.
3. **どれくらい続いたか？**
   ほぼ瞬間的、数分から数十分、数時間から1日ぐらい、2～3日、ずっと続く……etc.
4. **めまいの発作は何回ぐらい起きているか？**
   今回が初めて、何度もくり返している、くり返しすなら何回ぐらいか……etc.
5. **めまいはどの程度か？**
   立っていられない程度、少しふらつく程度……etc.
6. **めまいの前後、あるいはめまいとともに耳鳴りや難聴はあったか？**
7. **手足のしびれ、ものが二重に見える、体の片側に力が入らない、ろれつが回らないなどの症状はあったか？**
8. **吐き気がしたり、実際に嘔吐したか？**
9. **意識がなくなったか？**

必要に応じて画像検査や血液・血圧検査も行う

問診では、めまいの症状を具体的に説明するとともに、過去の手術歴やかかったことがある病気、今かかっている病気、服用している薬などがあれば、それも伝えるようにします。

その後、どのような病気や障害が原因でめまいや耳鳴りが起きているのかを調べるため、全身のチェックを行います。**耳鼻咽喉科で耳や鼻、のどや口の中などを診て、異物や炎症の有無、鼓膜や舌の動きなどに異常がないかどうかを確認します。**

また、**必要に応じて血液検査や血圧測定も行います。**体内に感染や炎症が起きていないか、貧血や炎症性の病気、内臓の異常などの有無を調べます。ほかにも、エックス線やCT、MRIなどで画像を撮り、中耳や内耳、首などの状態をチェックします。

耳鼻咽喉科の検査では検査台に上がって歩いたりするので、動きやすい服装と脱ぎ履きしやすい靴にしましょう。引きずるようなスラックス、脱ぎ履きが面倒なブーツは避けるべきです。耳の検査を受けやすいよう髪をまとめ、イヤリングやピアスはあらかじめはずしてください。また、目の動きがわかりにくくなるので濃いアイメイクも控えましょう。

めまいや耳鳴りなどの原因は多岐にわたるので、1回の検査だけでは特定できないことも少なくありません。しかし、命にかかわる重大な病気がみつかる可能性もあるため、受診をおすすめします。

耳の中の検査

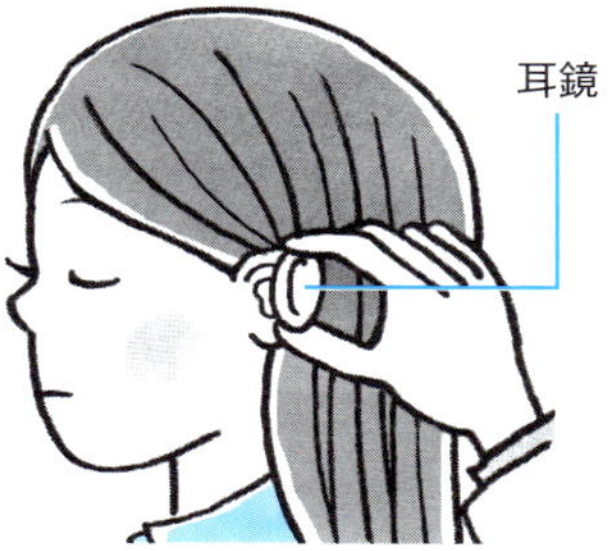

- 炎症が起きていないか
- 異物が入っていないか
- 鼓膜に異常がないか

耳鏡《じきょう》という器具を耳に差し込み、外耳炎や中耳炎といった炎症の有無、鼓膜の状態に異常がないか、外耳道に異物がないかどうかをていねいにチェックします。

のどや鼻の検査

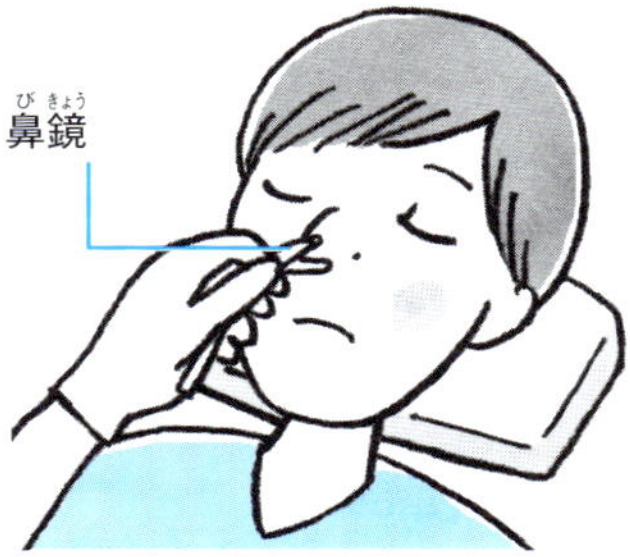

- 鼻やのどに
  炎症が起きていないか
- 舌の動きに異常がないか

中耳とのどや鼻の奥は耳管でつながっているので、チェックが必要です。神経症状を確認するために舌の動きを確認するほか、鼻やのどの炎症が耳におよんでいないかをチェックします。

血液・血圧検査

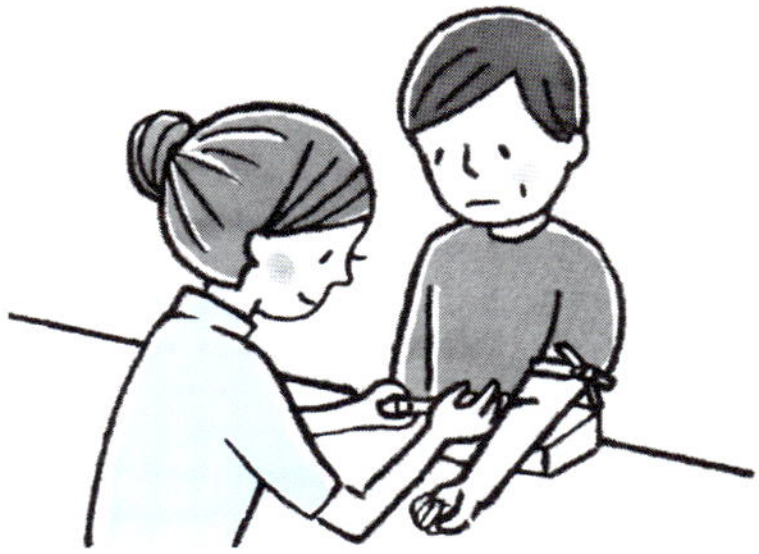

血液の成分に異常がないか、血圧の変動などをチェックします。血液検査では貧血や炎症性の病気、内臓の異常などがわかることが多くあります。

画像検査

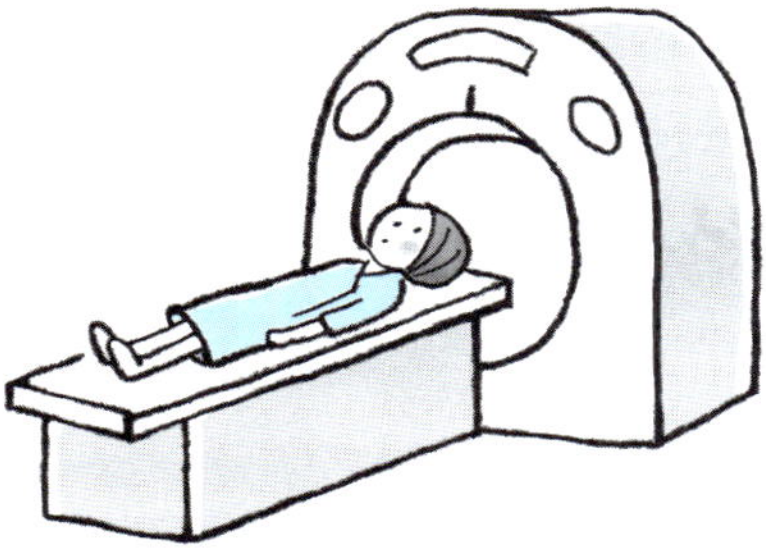

エックス線やCT、MRIなどを使って中耳や内耳、神経の状態を撮影し、耳や脳、首の骨などの異常をチェックします。

平衡機能の検査でめまいの原因を調べる

目の動きから障害のありかを探る

問　診や一般検査でめまいの原因がある程度推定できたら、原因を確定させるために目や体を動かして平衡機能をたしかめます。「耳鼻咽喉科なのになぜ目や体を？」と思う人がいるかもしれませんが、めまいは目や体の動きと密接な関係があるので、症状改善には必要です。

めまいの原因のひとつに体の平衡機能の障害がありますが、体のどの部分で障害が起きているのかを特定することで解決につながります。ただし、体のあちこちを調べる必要があるため、めまいの検査は時間がかかります。なかにはめまいを誘発させる検査もあるので、不安に思う人もいるかもしれません。しかし、症状はすぐにおさまりますし、近くには医師もいるので、安心して検査を受けてください。

めまいが起きると、眼球が振り子のように揺れ動くことがあります。こうした動きを「眼《がん》振《しん》」といい、揺れ方や速さによって障害がどこにあるのかの手がかりになります。

注視眼振検査

目標物に合わせて目がスムーズに動くかどうかを見る。

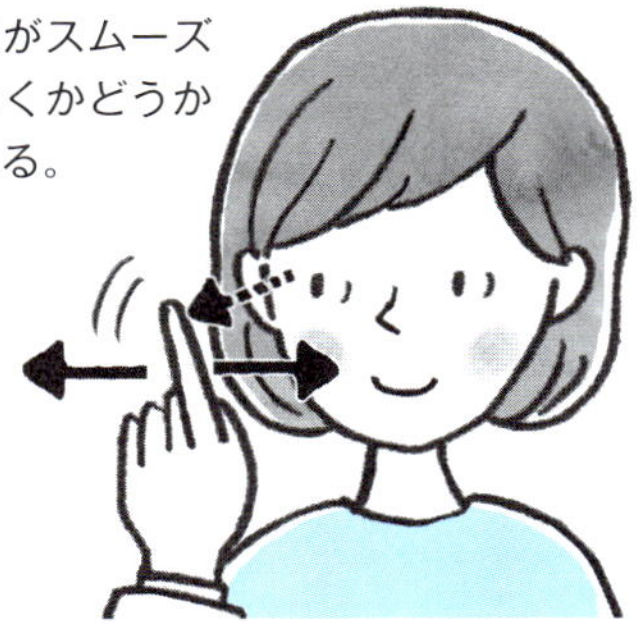

医師が指やペンを眼前でゆっくりと動かし、それを頭を動かさないで、目だけで追いかけます。脳幹や小脳に異常があると、この検査をすることで眼振の症状が現れます。

非注視眼振検査

「フレンツェルめがね」という検査用のめがねをかける。

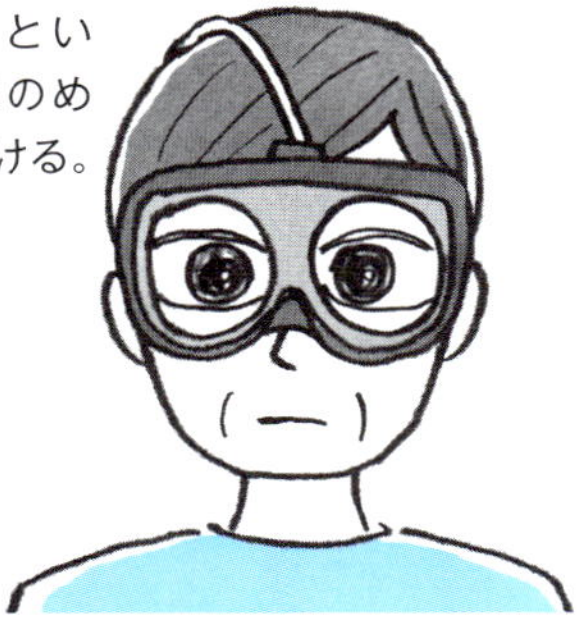

暗い部屋で特殊な検査用めがねをかけ、焦点を合わせられない状態で頭や体を動かしたり、刺激します。めまいの原因が脳や内耳の場合でも、眼振が現れます。

障害の有無が確認できる2つのタイプの検査

「注視眼振検査」では、頭を動かさないで目だけで視線を上下左右に動かし、眼振があるかをチェックします。脳幹や小脳に異常があると眼振が現れるので、脳が原因のめまいをつきとめるのに有効です。ただし、内耳の障害はこの検査だと眼振が現れにくいので、「非注視眼振検査」も行う必要があります。

この検査は、細かな目の動きが確認できる特殊なめがねをかけて行います。注視機能をさえぎっているので脳の機能がはたらかなくなり、内耳の障害があっても眼振が現れやすくなります。最近は赤外線CCDカメラを使用した眼振検査も行っており、精度が高まっています。

立ったり歩いたりして体のバランス感覚を調べる

めまいが起きると、ふつうに立っているだけでも体が安定せず、フラフラしてしまいます。歩くとどちらか一方に傾いたり、ヨロヨロすることもあります。こうした状態を改善するため、体の平衡機能が正常かどうかを調べる検査を行います。目の検査とあわせることで、原因が脳と耳のどちらにあるのかが推測できます。

「直立起立検査」は、目を開けた状態で立って体のふらつきを調べます。次に目を閉じて同じように立ち、正しい姿勢を維持できるかどうかをチェックします。ほかにも、片足だけで立つ「片足起立検査」、両足を一直線上にそろえて立ってふらつきを調べる「マン検査」などがあります。目を閉じた状態でふらつくときは内耳や脊髄《せきずい》の障害が、目を開いた状態でもふらつくときは脳の障害が疑われます。

「足踏み検査」では、目を閉じた（目隠しした）状態で両腕を前方かつ水平にあげ、その場で50回ほど足踏みをします。内耳に障害があると一方向に回転し、脳に障害があると後方にふらついたり、足踏みのリズムが乱れたりします。「重心動揺検査」では、目を開けた状態と閉じた状態で30秒から1分ほど検査台に直立し、その際の重心の動きをコンピュータで記録します。脳や内耳に障害があるときは、前後左右に重心が移動しています。

検査法はほかにもいくつかあり、症状によって複数行う場合もあります。

体の平衡機能検査

直立起立検査

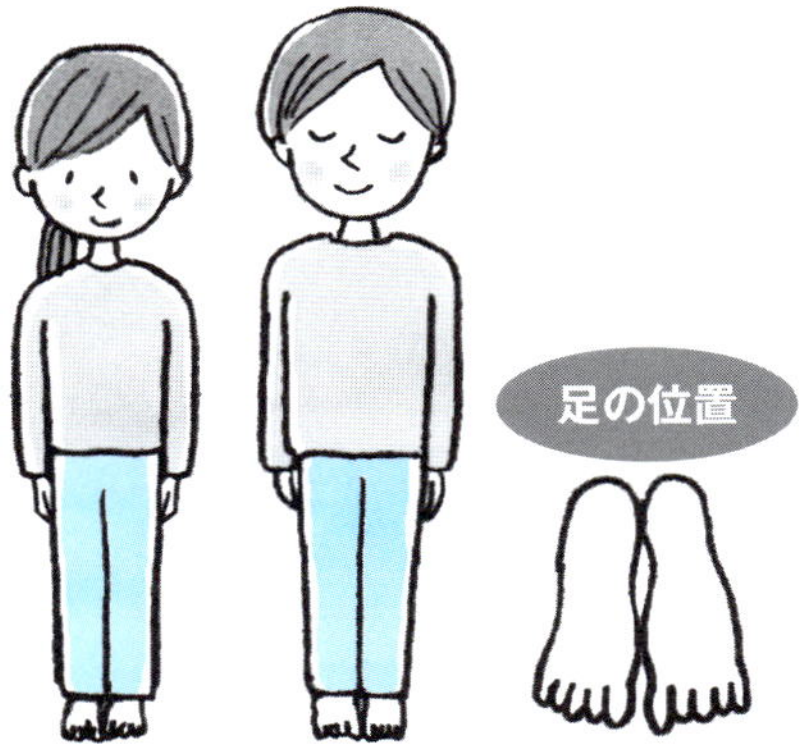

目を開いた状態、閉じた状態で立ち、正しい姿勢を維持できるかを観察します。検査時間の目安は30秒から1分程度です。

片足起立検査

目を開いた状態、閉じた状態でそれぞれ片足立ちして、ふらつきを調べます。

マン検査

目を開いた状態、閉じた状態で両足を一直線上にそろえて立ち、ふらつきを調べます。

歩行検査

目を開いた状態、閉じた状態で6mの直線を歩きます。内耳に障害があると、左右どちらかにふらつきます。

書字検査

目を開いた状態、閉じた状態で文字を縦に書きます。内耳の障害がある場合は左右どちらかに傾き、脳の障害の場合は文字が崩れます。

足踏み検査

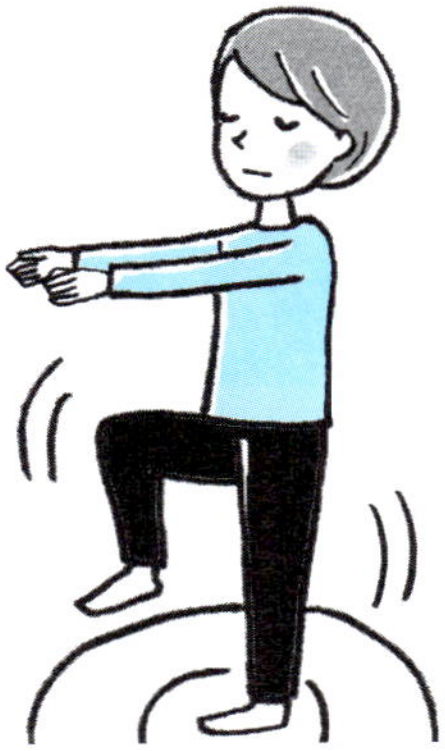

目を閉じた状態でその場で50回ほど足踏みします。左右90度以上回転した場合は病的と判断されます。

重心動揺検査

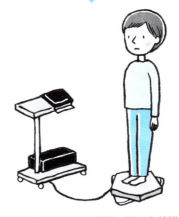

検査台に目を開いた状態、閉じた状態でそれぞれ30秒から1分ほどまっすぐ立ち、その間の体の動きを調べます。

いちばん多い
良性発作性頭位めまい症

めまいを起こす頭の位置は人によってさまざま

めまいの原因となる病気はたくさんありますが、**もっとも多いのが「良性発作性頭位めまい症」です**。めまいの継続時間は数秒から2分程度で、自分や周囲がグルグルまわる回転性のめまいを起こす傾向にあります。くり返し生じることが多く、吐き気や嘔吐をともなう場合もありますが、良性の疾患なので命にかかわることはありません。また、難聴や耳鳴りといった症状はともないません。

良性発作性頭位めまい症は、**頭や首がある特定の位置になったときにめまいが引き起こされます**。めまいを誘発する頭の位置を「めまい頭位」といい、急に横になったとき、寝返りを打ったとき、起き上がったとき、かがんで下を向いたとき、髪を洗うとき、上を向いたとき、首を左右どちらかに動かしたとき、急に姿勢（頭の位置）を変えたときにめまいが起こることがあります。どの動きでめまいが起こるのかは、人によってそれぞれ異なります。

耳石が移動するしくみ

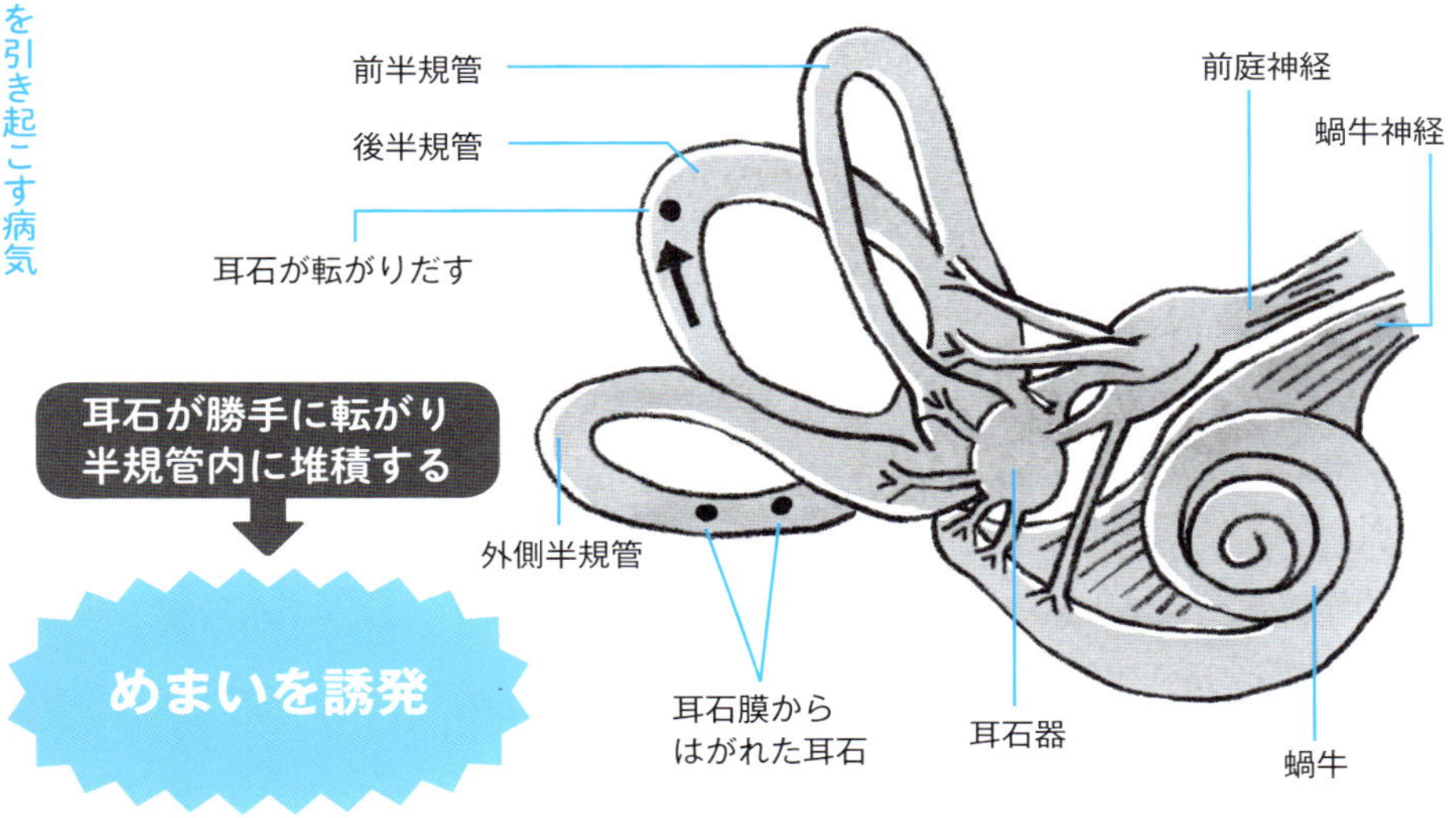
前半規管
後半規管
耳石が転がりだす
前庭神経
蝸牛神経
耳石が勝手に転がり
半規管内に堆積する
めまいを誘発
外側半規管
耳石膜から
はがれた耳石
耳石器
蝸牛

はがれ落ちた耳石が転がり めまいを誘発する

良性発作性頭位めまい症は、内耳の耳石器にある耳石が何らかの原因ではがれ落ち、隣接する三半規管に入ってリンパ液の流れが乱れることで起こります。耳石がはがれる原因には、寝たきりや頭部打撲、慢性中耳炎などがあります。

めまい頭位をとる姿勢に慣れると、発作が徐々に弱くなるので治療をしなくてすむ人もいます。しかし、症状がひどい場合は医師などに頭を動かす頭位治療をしてもらい、はがれた耳石を三半規管から出しましょう。

また、自分で改善したいときは、寝返りを打つ運動（110ページ）がおすすめです。

急に発症してくり返す メニエール病

難聴や耳鳴りをともなう めまいが何度もくり返される

メニエール病はめまいを起こす病気のなかでも知名度が高いですが、実際に診断される人はさほど多くはありません。10分から数時間ほど続く回転性めまいが何の前触れもなく発生し、しかも何度もくり返します。頻度には個人差があり、年に数回の人もいれば、毎週起こる人もいます。発作が激しいので不安になりますが、命にかかわる病気ではありません。

メニエール病によるめまいは、耳鳴りや難聴、耳閉感《じへいかん》といった耳の症状もともないます。めまいの発作がくり返されると難聴が悪化し、発作がおさまっても進行するケースもあります。また、めまいと一緒に強い吐き気や嘔吐などの症状が現れることもあります。

内耳における内リンパ液の吸収が障害されるため内リンパ液が過剰にたまり、水ぶくれ状態（内リンパ水腫《すいしゅ》）になることでめまいを発症します。原因は諸説あり、過度なストレスが影響しているともいわれています。

内リンパ水腫がめまいを引き起こす

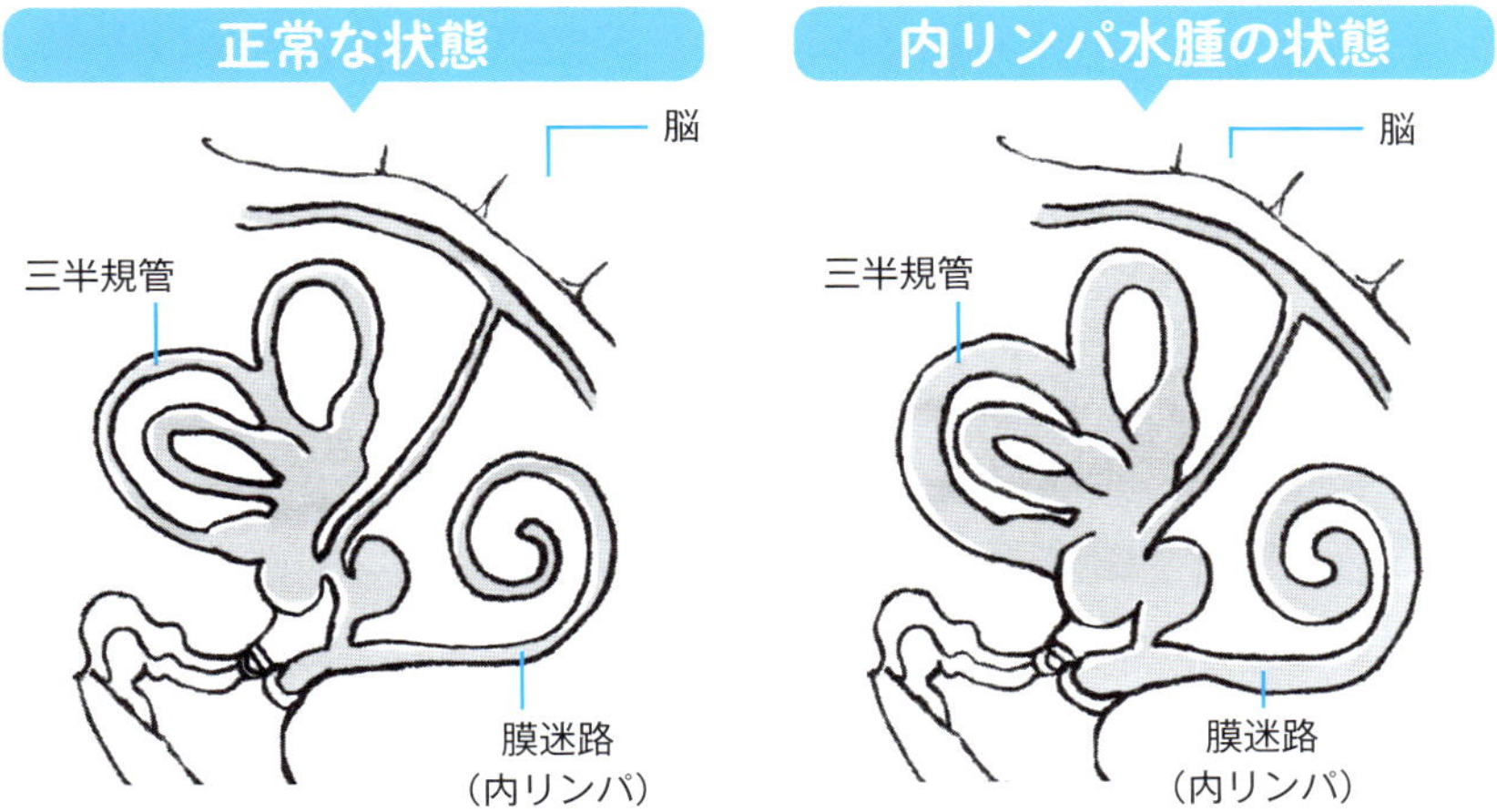

内リンパ液がたまって内耳全体が水ぶくれ状態（内リンパ水腫）になると、三半規管や耳石器の感覚細胞が圧迫されて、めまいが起こります。

ストレスの解消が病気の治療につながる

薬による治療が中心ですが、セルフケアで改善できる部分もあります。例えば、水ぶくれを防ぐには、脳に「必要以上に体内に水をたくわえる必要がない」と判断させる必要があります。男性は1日1.5ℓ、女性は1日1.2ℓの水分を補給し、入浴や運動で汗を出して内耳のむくみをとりましょう。

また、**メニエール病の発症にはストレスも影響しているので、心身を疲弊させる生活習慣を見直し、十分な休息をとって心身をリフレッシュすることも大事です。**真面目な人、神経質な人、几帳面な人はメニエール病になりやすいので、とくに気をつけましょう。

ふらつきが残る前庭神経炎

前庭神経に障害が起きてめまいが生じる病気

前庭神経炎は、三半規管や耳石器からの情報を脳に伝える前庭神経に何らかの障害が起きてめまいが生じる病気です。**周囲がグルグル回ったり、立っていられないような激しい回転性めまいが突然発生し、数時間から数日にわたって断続的に続きます。**吐き気や嘔吐がともなう一方で、難聴や耳鳴りといった聴覚のトラブルは発生しません。

前庭神経に障害が起こる詳しい原因はわかりませんが、風邪をひいたあとに起きることが多いことから、ウイルス感染で前庭神経に炎症が起こるからとも考えられています。また、働きざかりの30～50代が発症のピークとされていることから、過労やストレスも原因のひとつとみられています。

大きな発作は1回限りで、何度もくり返すことはありません。しかし、**おさまったあともしばらくはふらつきが残り、完全に解消されるまでには時間がかかります。**

前庭神経炎が起きるしくみ

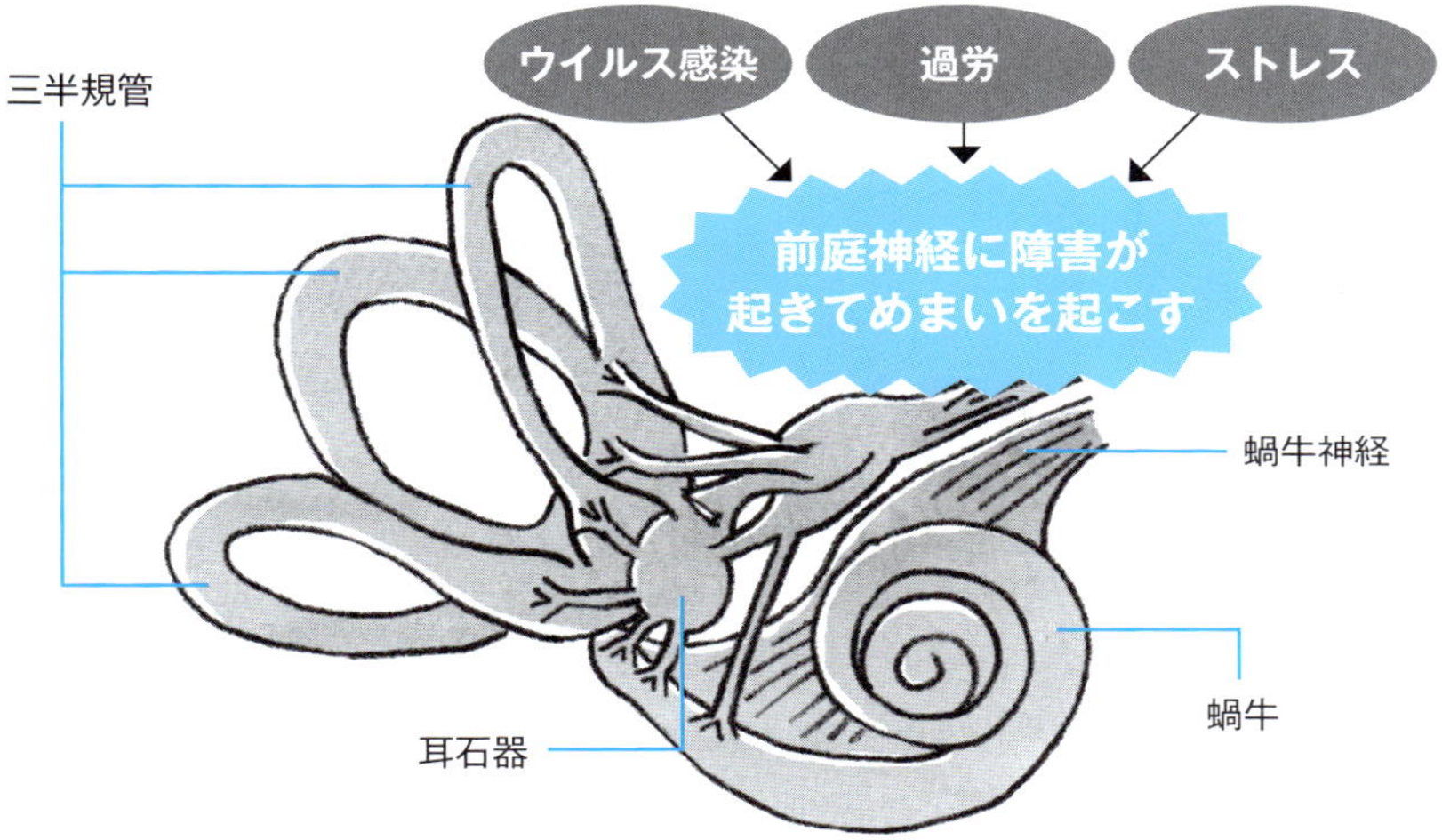

内耳から脳に平衡機能の情報を伝える前庭神経に障害が起きると、急に激しい回転性めまいが生じて吐き気や嘔吐にも悩まされます。

「めまい体操」で平衡機能をとり戻す

前庭神経炎は発症直後の症状が非常に強いので、救急搬送されてそのまま入院するケースが多いです。**治療の基本は薬物療法で、抗めまい薬や炎症を抑える薬、吐き気止めなどを用いたあとに安静を保ち、症状が落ちつくのを待ちます。**

ただし、めまいが落ちついてもふらつきが残るので、頭や体を動かすことで意識的にめまいを起こし、めまいの状態に慣れる「めまい体操」を行うことで平衡機能を元に戻すことができます。何もしないと後遺症としてふらつきが残るおそれがありますが、適切な治療とリハビリを行えば改善していきます。

めまいをともなう突発性難聴

片方の耳が前触れもなく突然聞こえにくくなる

突発性難聴は、片方の耳が聞こえにくくなる病気です。「朝起きたら急に」「耳鳴りのあとに聞こえなくなった」など、何の前触れもなく起こります。耳が少し詰まったように感じるものから、まったく聞こえないものまで、程度には個人差があります。どの年代でも起こりますが、高齢者ほど回復が難しくなります。

また、難聴と一緒にめまいや耳鳴りが起こる人も多いようです。突発性難聴の患者の約4割はめまいを起こし、吐き気や嘔吐をともなう場合もあります。基本的に発作は1回限りで、数日でおさまるケースがほとんどです。

原因については不明な部分が多いですが、内耳の循環障害（内耳の血管の血流が悪くなったり、出血が起きたり、血管にけいれんが起きる）やウイルス感染などが有力視されています。また、発症前に過労やストレスが重なっていたという人も多いので、強いストレスが引き金になるともいわれています。

治療のタイムリミットは発症から1週間以内

突然耳の聞こえが悪くなる病気はたくさんあるので、まずは耳鼻咽喉科で検査を受けてください。**発症から数週間たつと聴力の回復が難しくなるので、できるだけ早く治療を開始しましょう。発症から1週間以内が勝負です。**

基本的には1～2週間入院し、薬物治療を受けます。ただし、軽症の場合は通院での治療も可能です。薬は抗炎症作用がある副腎皮質ステロイド、内耳の血液循環をうながすプロスタグランディン、ATP製剤などを用います。また、突発性難聴はストレスによって生じることもあるので、運動で体の血流をよくするのも改善につながります。

治療によって患者全体の約3割は完全治癒しますが、半数は完全ではない改善で一部の音域に難聴や耳鳴りなどの症状が残り、あとの2割はほとんど改善しません。両耳に高度難聴が残ったとき、難聴や耳鳴りで生活に支障をきたすときは補聴器を使うという選択肢もありますが、適切に使うための調整と慣れが必要です。

突然起こる突発性難聴

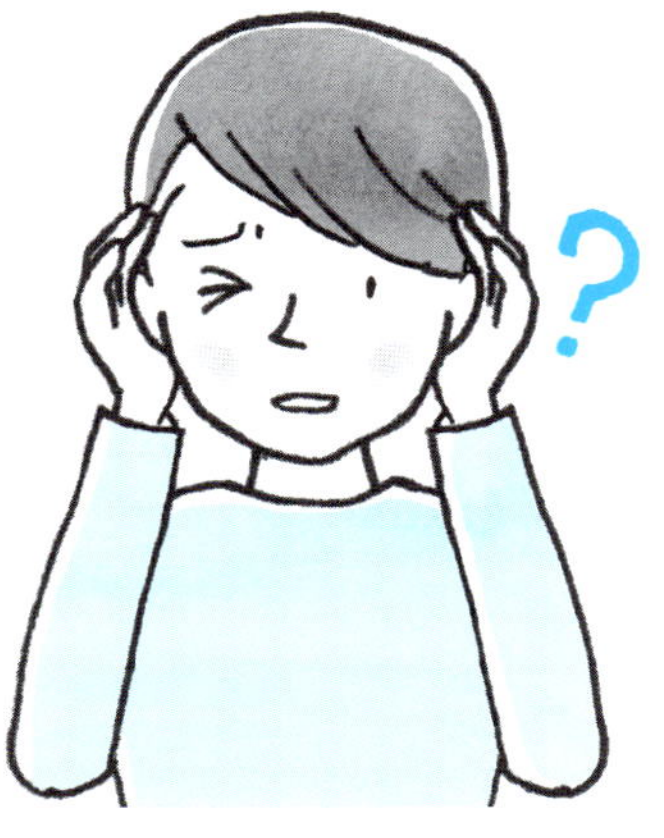

突発性難聴は徐々に起きるのではなく、「外出しようと家を出た途端に」「会議中に」など、思いもよらないタイミングで発生します。

気圧の大きな変化で起きやすい外リンパ瘻

リンパ液が流れ出ることでめまいや難聴、耳鳴りが起こる

内耳と中耳の境目には内耳窓《ないじそう》（前庭窓《ぜんていそう》、蝸《か》牛窓《ぎゅうそう》）というごくうすい膜があります。これが何らかの理由で破れ、**三半規管や蝸牛内を満たしている外リンパ液が中耳に流れ出すことで起きる病気が外《がい》リンパ瘻《ろう》です。**この病気になると激しい回転性めまいにみまわれ、難聴や耳鳴りも発生します。体がふらついたり、うまく歩けないなどの症状が出るケースもあります。

外リンパ瘻は耳の中の圧力が急激に高くなったときに起きやすく、飛行機の急上昇や急降下、スキューバダイビングなど、気圧の変化が激しい場面で発生しがちです。また、せきやくしゃみ、強く鼻をかむ、重い荷物を持ち上げる、排便や分娩でいきむなど、日常のごくありふれた動作がきっかけで起こることが多いです。

内耳窓が破れるときは、まれに「パチッ」「ポン」という破裂音が聞こえることがあります。また、破裂したあとにザーッという水が流れるような耳鳴りがする場合があります。

外リンパ瘻を誘引しやすい動作・行動

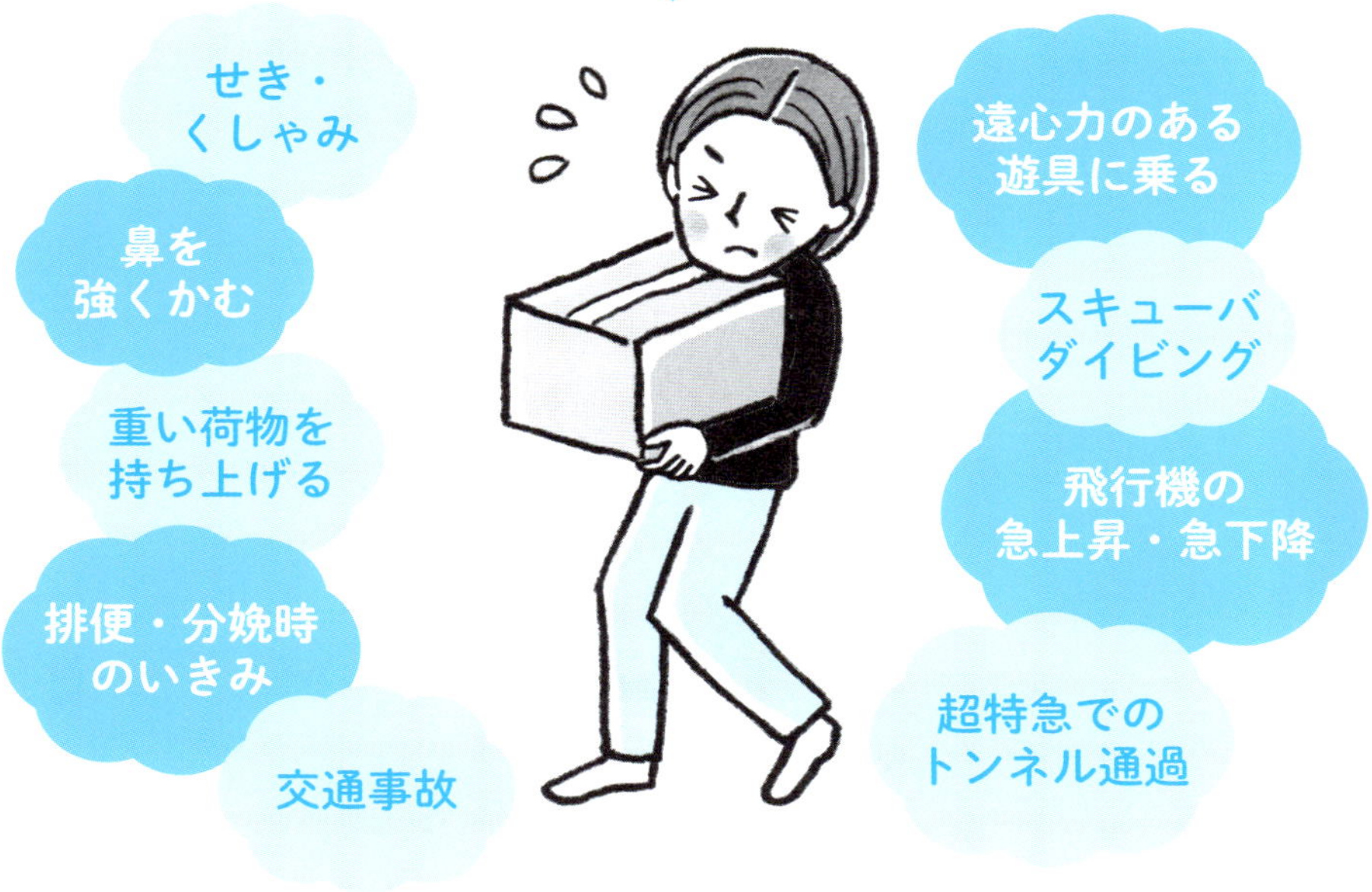
せき・くしゃみ
鼻を強くかむ
重い荷物を持ち上げる
排便・分娩時のいきみ
交通事故
遠心力のある遊具に乗る
スキューバダイビング
飛行機の急上昇・急下降
超特急でのトンネル通過

外リンパ瘻の治療は手術もしくは薬物療法

内耳窓の破裂は、CTやMRIでは確認することができません。そのため、手術で鼓室（鼓膜の内側にある空間）を切開して内耳窓が破れているかどうかを確認する必要があります（試験的鼓室開放術）。

破れた内耳窓は自然に修復することもありますが、再生されないまま難聴が悪化することもあります。放っておくと聴力を失うおそれもあるので、破裂が改善しない場合は手術も必要になります。ただし、手術ができない場合は血流改善薬などを用いる薬物療法を行い、安静を保ちます。休むときは、頭を30度上げた状態をキープするのがおすすめです。

中耳炎を放置するとめまいが起こりやすい

炎症が内耳までおよぶと内耳炎の症状が現れる

中耳炎はウイルスや細菌のせいで鼓膜の内側に炎症が起こる病気で、子どもや高齢者が多く発症します。アレルギー体質や慢性副《ふく》鼻腔炎《びくうえん》などの人がかかりやすいのは「滲出性《しんしゅつせい》中耳炎」で、痛みがないので放置しがちです。しかし、治療しないと鼓膜に開いた穴が閉じなくなり、慢性中耳炎になってしまいます。

慢性中耳炎には、粘り気のある耳だれが出る「慢性化膿性《かのうせい》中耳炎」、周囲の骨を溶かしながら進行する「真珠腫性《しんじゅしゅせい》中耳炎」、鼓膜に穴は開いていないが炎症で中耳の奥に鼓膜がくっついて振動しにくくなる「癒着性《ゆちゃくせい》中耳炎」があります。中耳炎が慢性化すると中耳の粘膜や骨がおかされ、めまいや難聴、耳鳴りなどが起こります。

また、**中耳炎の炎症が内耳までおよぶと、内耳が障害を受けてめまいや難聴、耳鳴りなどの症状が現れます。炎症が内耳までおよんだ状態を「内耳炎」といい、めまいは治っても問題が残る場合があります。**

慢性中耳炎３つのタイプ

慢性化膿性中耳炎
鼓膜に開いた穴がふさがらず、耳だれをくり返す中耳炎。鼓膜に穴が開いているので音が伝わりにくく、難聴が起こります。

真珠腫性中耳炎
中耳にできた真珠腫という固まりが耳小骨や内耳の骨などを溶かしながら増大し、難聴や悪臭をともなう耳だれ、顔面神経まひなどを引き起こします。

癒着性中耳炎
鼓膜に穴は開きませんが、炎症のせいで中耳の奥に鼓膜が組織学的に癒着し、振動しにくくなります。癒着が長時間続くほど、難聴や耳鳴りなどの症状がひどくなっていきます。

慢性中耳炎の時点で薬物治療や手術を行う

三 半規管や耳石器、蝸牛といった平衡機能や聴覚をつかさどる器官がある内耳に炎症が起こると、難聴や耳鳴りの回復は難しくなります。**内耳炎は中耳炎から移行することが多いので、慢性中耳炎はしっかりと治療を行って移行を防ぎましょう。**

慢性中耳炎の治療の基本は抗菌薬や抗炎症薬などを用いた薬物療法ですが、症状が改善されないときは手術を受ける場合もあります。手術には、鼓膜や耳小骨をつくって聴力を回復する手術、真珠腫を完全にとり除く手術（真珠腫性中耳炎の場合）、壊れた鼓膜や耳小骨を除いて中耳炎を清掃する手術などがあります。

脳梗塞や脳出血が関係しているめまい

めまいだけでなくしびれやまひなどの症状も現れる

脳梗塞は、脳に酸素や栄養を与えている血管が詰まることで起きる病気です。**血液が送られなくなることで脳神経細胞がダメージを受け、その影響でしびれやまひ、めまいやふらつきなどの症状が現れます。**

一方、脳出血は脳の血管が破れて出血する病気です。**おもに高血圧が原因で発症し、出血で生じた血腫《けっしゅ》で脳が圧迫されて頭痛やめまい、嘔吐などの症状が現れます。**

とくに激しいめまいが起こるのは、脳幹や小脳、内耳などに血液を送る椎骨《ついこつ》動脈や脳底動脈から分枝する動脈が詰まったり、出血したときです。脳幹は自律神経や呼吸をコントロールしているので、梗塞や出血が起きると手足や顔のしびれやまひ、ものの見え方に異常が出る、舌のもつれ、音が聞こえにくい、意識がうすれるなどの症状が現れます。また、平衡機能の中枢である小脳に梗塞や出血が起こると、運動機能が乱れてバランスがとれなくなります。

脳梗塞や脳出血の治療は早く始めて後遺症を減らす

脳梗塞や脳出血は中高年になるほど増えていきます。また、糖尿病や脂質異常症、高血圧などの生活習慣病がある人も動脈硬化が進行しやすいので、気をつけましょう。発作から時間がたつほど症状が進行し、後遺症のリスクが高まります。**逆に治療が早いほど脳のダメージが抑えられるので、すぐに救急車を手配して受診しましょう。発症から3～6時間が勝負です。**

治療では、最初に脳のCTやMRIを行って、梗塞や出血を起こしている部位を確認します。脳梗塞の場合は血流を回復させる薬を使用し、脳出血なら血圧を管理して脳のむくみをとります。場合によっては、血のかたまりを除去する手術を行います。

治療後もしばらくは血流が停滞しているので、めまいやふらつきが起こる場合があります。だからといって体を休めすぎると回復が遅れるので、4章で紹介する「めまい体操」などで、適度に体を動かすリハビリを行いましょう。

脳血管障害（脳梗塞・脳出血）の症状の特徴

- グルグル、フラフラする回転性めまいが起こる
- 手足や顔にしびれやまひが残る
- 激しい頭痛がする（脳出血の場合）
- ものの見え方に異常がある
- 音が聞こえにくい、耳鳴りがする
- 意識がうすれる、なくなる
- 吐き気や嘔吐がする

全身疾患が遠因で引き起こされるめまい

血圧が大きく変動することでめまいの症状が現れる

めまいの原因は、耳や脳の障害だけではありません。**高血圧や糖尿病といった全身疾患が遠因となって引き起こされる場合もあります。**こうした持病がある人は、その病気を治療することがめまいを防ぐ第一歩になります。

●高血圧

ちょっとした刺激で血圧が大きく変動しますが、降圧薬を服用するなどして血圧が急激に下がると、激しいめまいが起こる可能性があります。高血圧の状態が続くと動脈硬化が促進され、めまいをともなう脳梗塞や脳出血も起きやすくなります。血圧が低い人も、急に立ったときに脳へ送られる血液が不十分になり、めまいなどが起きやすくなるので要注意です。

●糖尿病

動脈硬化の合併症があるので、脳梗塞の誘因にもなります。また、血糖値が高い状態が続くことで血圧が高くなり、脳出血の危険性が高まります。

高脂血症や不整脈の人もめまい症状に気をつける

●高脂血症

血液中のコレステロールや中性脂肪が増えすぎると起こる疾患です。悪玉コレステロールが多いと血管の内径が狭くなって詰まりやすくなり、脳梗塞のリスクが高まります。

●くも膜下出血

脳動脈瘤が破裂することで生じる疾患で、激しい頭痛と吐き気が突然起きます。頭痛と一緒にめまいのような症状が現れることもあります。

●不整脈

心臓の拍動をうながす電気刺激が正常にはたらかなくなり、脈が不規則になる状態のことです。脈が遅くなったり（徐脈）、脈がときどき飛ぶように感じるとき（期外収縮）は、脳に十分な血液が送られなくなり、めまいが起こりやすくなります。

●頭部外傷・頚部《けいぶ》外傷

交通事故や労働災害などで頭や首に外傷を負うと、めまいや耳鳴りなどの症状が後遺症として残る場合があります。とくにむち打ち症の人は、首をひねると目の前が真っ暗になり、めまいの発作が起こる可能性が高まります。

高血圧の基準

WHO（世界保健機関）の診断基準では、最高血圧が140mmHg以上、最低血圧が90mmHg以上を高血圧としています。

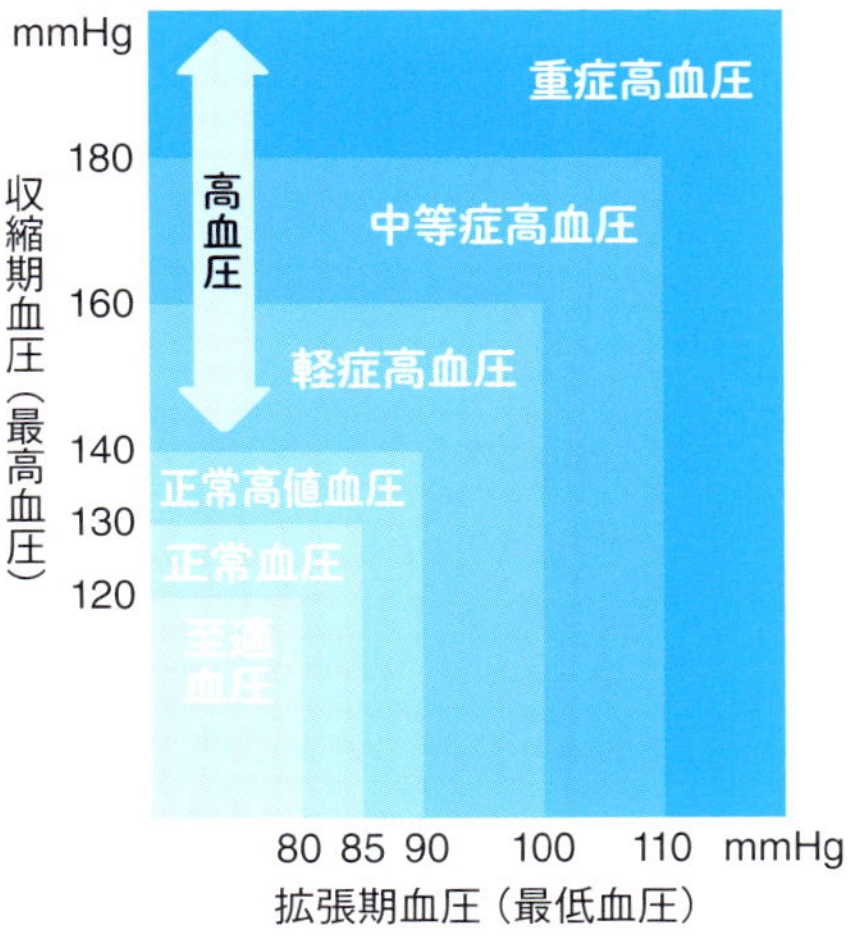

COLUMN 2

自律神経の機能に異常がないか調べる

めまいや難聴、耳鳴りは、自律神経の異常が原因で起こることもあります。**耳や目などの検査をしたのに原因がわからないときは、心療内科などで自律神経機能の検査を行いましょう。**女性は健康だと高温期と低温期のサイクルが現れますが、自律神経が乱れるとその差がはっきりしなくなるので、基礎体温を調べる場合もあります。

●シェロング起立試験

横になった状態で血圧と脈拍をはかり、次に立ち上がった状態で同様に測定します。自律神経が正常なら双方の血圧の差はほとんどありませんが、自律神経が乱れていると数値の差が大きくなります。立ち上がったときに血圧が下がって脳の血流量が少なくなり、めまいが生じます。

●立位心電図

横になった状態と立ち上がった状態の心電図をとり、波形の変化を調べます。自律神経機能が低下していると、立ったときの波形が乱れます。

●心電図R-R間隔

安静な状態で心電図をとり、心拍のリズムを調べます。健康だと心拍リズムが上がりますが、自律神経が乱れていると心拍をコントロールする機能がうまくはたらかなくなり、心拍リズムが一定になります。

自律神経の機能を調べる検査方法

シェロング起立試験

臥位と立位で血圧と脈拍を測定し、数値の変動をみる。

立位心電図

臥位と立位で心電図をとり、波形の変化を調べる。

心電図R-R間隔

安静な状態で心電図をとり、心拍のリズムを確認する。

3章

めまいを改善する生活術

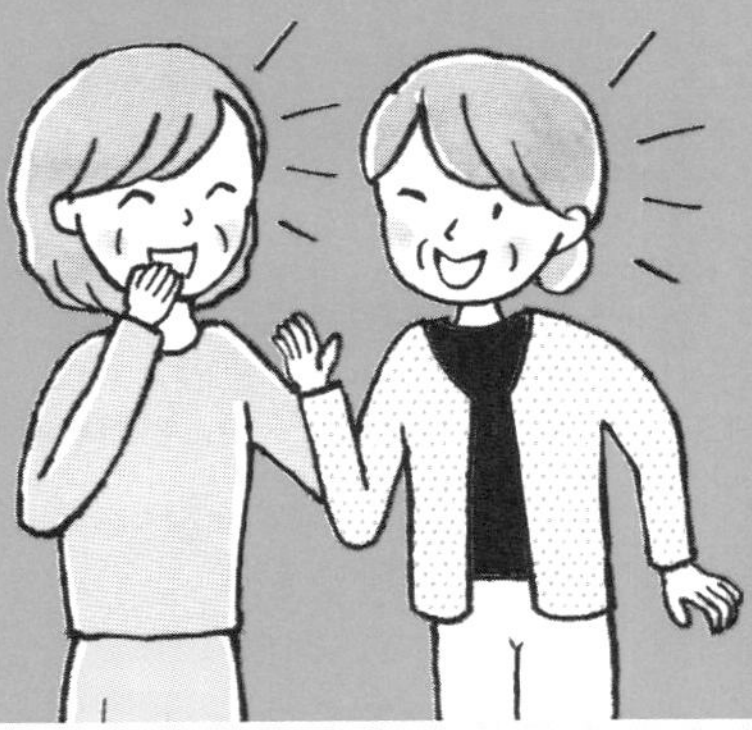

ストレスをためやすい生活や考え方を見直す

真面目で几帳面な人はとくに気をつけよう

め **まいや耳鳴りなどの症状は、几帳面で真面目、完璧主義の人に多く起こりがちです。**こうした人は考え方やものごとのとらえ方に強いこだわりがあったり、つらくても我慢して無理しがちなので、ストレスをためこんでしまいます。やがて心と体が悲鳴をあげ、めまいなどの症状が悪化していきます。自分を追い詰めるのではなく、生活や考え方を見直して、楽になるほうへ考えましょう。

真面目な人はひとりですべてを抱えこんでしまい、休むことや誰かに助けを求めるのも苦手です。しかし、休んだり助けてもらうことに罪悪感を抱く必要はありません。自分がうれしいこと、楽しいことを優先し、前向きに考えることで、めまいの治療も効果的になります。

とはいえ、ひとりで考え方を改めるのはなかなか難しいものです。**周囲の人やカウンセラーの力も借りて、ストレスがたまりにくい考え方や行動を心がけましょう。**

考え方を改めてストレス体質から脱却

耳鳴りは早く改善しないといけない	→	耳鳴りは体に害がないので、気にしなければいい
めまいのせいで外出もしにくい	→	めまいがしたけれど、しばらく休んでよくなった
耳鳴りで眠れない。これからもずっと続くと思うと絶望しかない	→	耳鳴りで寝つきは悪いけれど、結局は眠れる

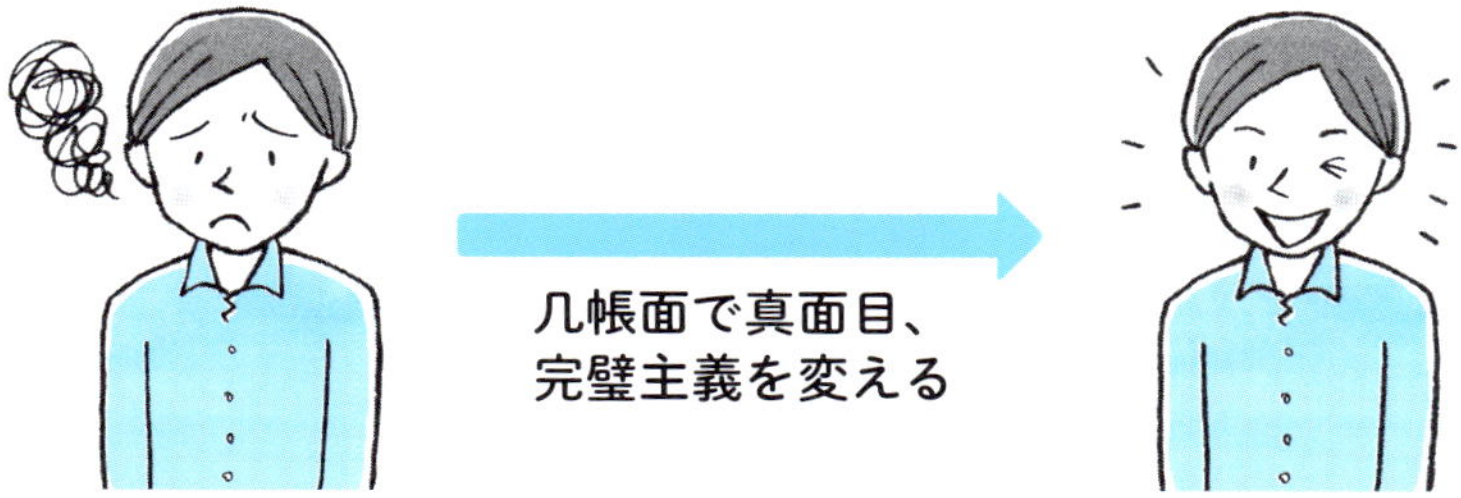

ストレスと上手に付き合い めまいの改善につなげる

めまいの悪化のもとにもなるストレスは、誰にでも大なり小なりあるものです。そのため、**ストレスと上手に付き合うこともめまいの改善につながります。**自分が何に苦痛を感じ、ストレスになるのかをつきとめることで対処がしやすくなります。

また、ストレスを「自分の成長に必要なステップ」ととらえるのも、めまいを改善するひとつの手段です。挫折や失敗があっても、それを次に活かす方法を考えることでストレスが解消する場合もあります。ただし、気負いすぎるとそれが新たなストレスのもとになるので、ほどほどを心がけましょう。

精神的ストレスを少しでもやわらげる

めまいや耳鳴りに対して過剰な不安感を抱かない

めまいや耳鳴りは気をつけないといけない症状ではあるのですが、**必要以上に気にするとさらに悪化する場合もあります。「必ずよくなる」と自分に言い聞かせるなど、過剰な不安を抱かないようにすることが大事です。めまいや耳鳴りはうつ病などの心の病気が原因で起こる場合もありますが、うつ状態が解消されると症状がおさまることも多いです。**休んだり、誰かに相談したり、心療内科などでカウンセリングや心理療法を受けるなどして、精神的なストレスをやわらげましょう。

めまいにつながる不安やイライラは、医療機関で処方される薬でやわらげることもできます。抗不安薬は不安を緩和するほか、筋肉や血管などの緊張をほぐします。十分な睡眠時間を確保することでおさまることもあるので、睡眠薬もおすすめです。また、うつ状態が解消されることで改善する場合もあるので、抗うつ薬も効果的です。

ストレス性のめまいを起こしやすい人

めまいは心身のストレスが原因で起こることがありますが、元来の性格や職場・家庭環境などの外的条件が発症に影響するケースも多いです。

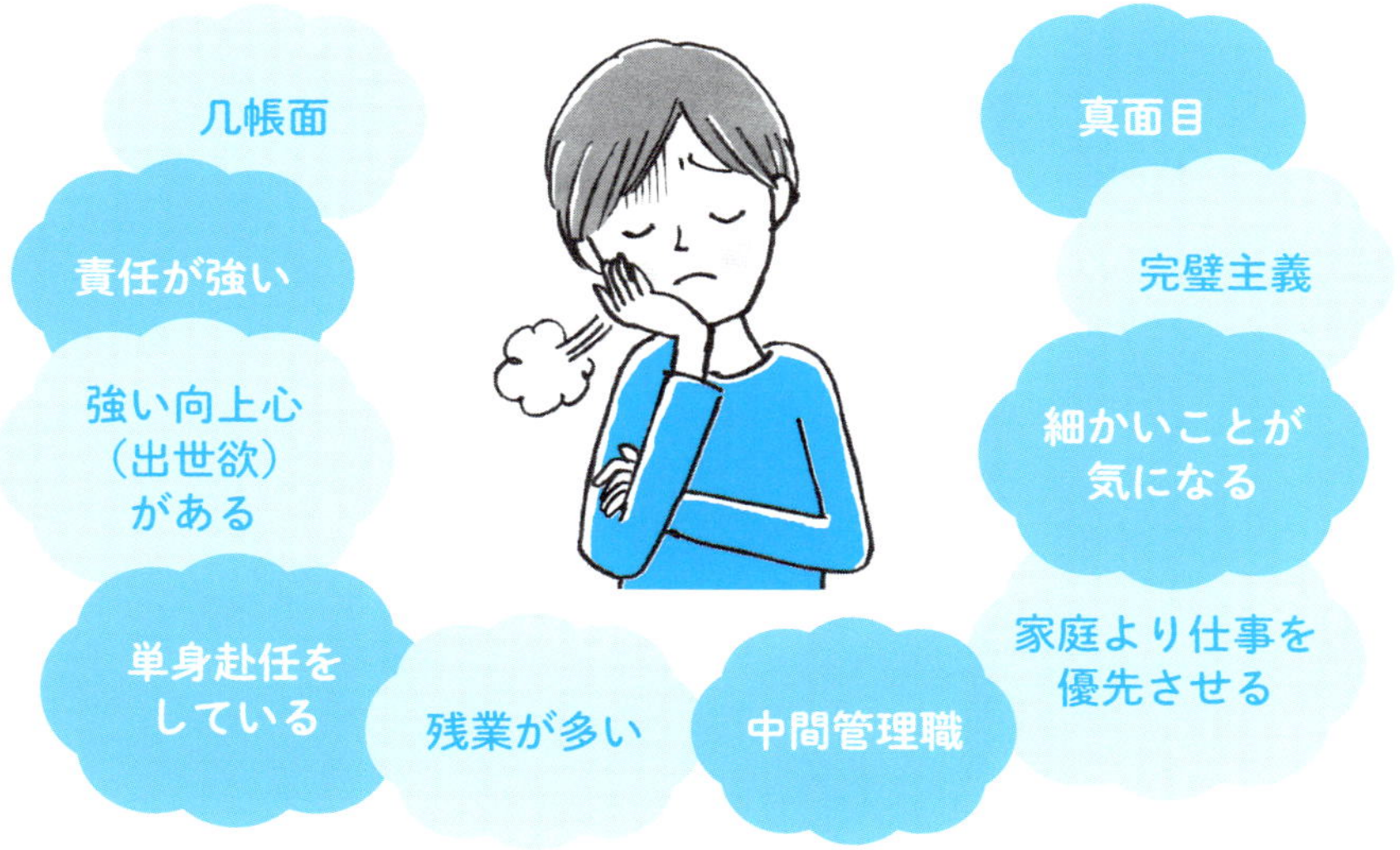
几帳面
真面目
責任が強い
完璧主義
強い向上心（出世欲）がある
細かいことが気になる
単身赴任をしている
残業が多い
中間管理職
家庭より仕事を優先させる

女性ホルモンの変化もめまいが起こる原因のひとつ

めまいに悩む人は男性よりも女性のほうが多いですが、これは女性ホルモンのバランスも関係しています。更年期をすぎると女性ホルモン（エストロゲン）の分泌が急速に減り、その影響で自律神経の機能が乱れていきます。そうなると全身にさまざまな症状が現れますが、めまいもそのひとつです。

更年期障害は、症状に応じた薬物療法やカウンセリングを行うことで改善する場合もありますが、趣味に没頭する時間をつくったり、人生の目的を見つけることでよくなるケースもあります。規則正しい生活や十分な睡眠も効果的なので、ぜひ実践してみましょう。

適度な気分転換や休養が改善につながる

忙しくても意識的に休んで心のリフレッシュをはかる

過労やストレスはめまいや耳鳴りが起きる原因のひとつでもあるので、十分な休養も改善につながります。睡眠をしっかりとり、息抜きをしてリラックスに努めましょう。ただし、めまいは耳や脳の障害が原因でも生じるので、症状がいつもと違ったり、激しかったり、短時間で急激に悪くなったときはすみやかに医療機関を受診し、検査を受けましょう。

忙しいときも、こまめに休んでリフレッシュするのが大事です。5分間だけでも休憩したり、外の空気を吸うなどして意識的に休むだけでも、めまいや耳鳴りの発症を防ぐのに効果的です。

また、何でも話せる家族や友人との交流もストレスの発散になります。強がらないで弱みを見せたり、ときには悩みを話すことで心が軽くなります。こうした人間関係が得られにくいときは、カウンセリングや心理療法を受けてみましょう。

趣味や娯楽など、自分が心から楽しめるものをみつけるのもストレス解消につながります。夢中でダンスをしたり、絵を描いたり、釣りをするなどしてストレスの原因を忘れ、めまいや耳鳴りに悩まされている場合はそれも忘れることができます。

ただしノルマや義務感、無理な目標などがあると、それが新たなストレス要因になってしまいます。細かいノルマなどは設けず、他人との比較も極力せず、心から趣味の時間を楽しむようにしましょう。

また、**笑うことも緊張をやわらげ、血行をうながして脳を活性化させます。**楽しい気分になってストレス解消にもなるので、テレビでバラエティー番組を見たり、休日にお笑いライブや寄席などに足を運ぶのもおすすめです。

趣味やおしゃべりがストレスを発散させる

同じ趣味を持つ仲間と交流すれば、そこから新しいコミュニケーションの輪が広がります。悩み相談を打ち明けられるような仲になれば、それもまたストレスの解消につながります。

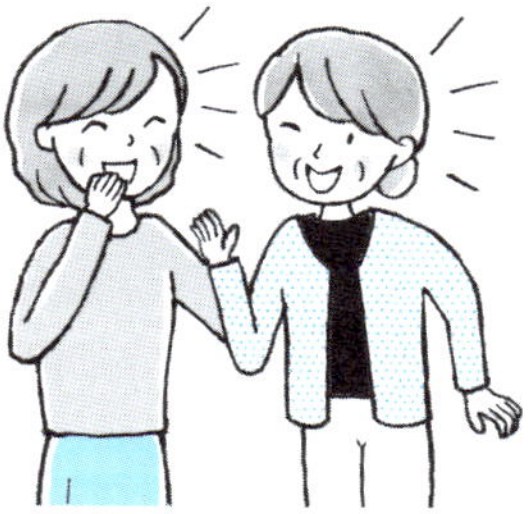

おしゃべり

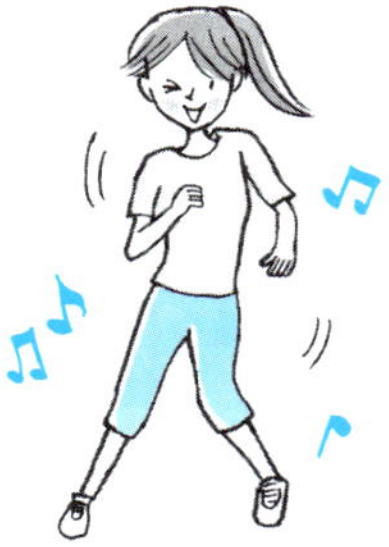

ダンス

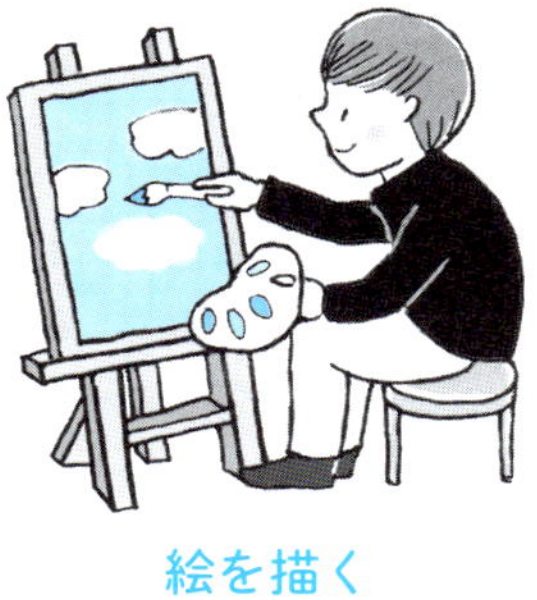

絵を描く

適度な運動がめまいを軽減させる

体を動かすことが大事です。

ただし、医師から運動を禁止されている場合は体を動かさず、安静に努めましょう。また、今まで運動をしなかった人が急に激しく体を動かすとめまいを誘発するケースがあるので、適度な運動を心がけましょう。**運動習慣がない人は1日20分程度から始め、徐々に時間を延ばしていきます。1日60分程度の運動を週3回以上、少し汗ばむ程度が理想です。**運動すると全身の血行がよくなり、内耳の血液循環も促進されて症状の改善が期待できます。

体を動かすことで全身の血行がよくなる

めまいや耳鳴りがあると、「運動したら、症状がもっと悪くなるのでは」と不安を抱く人もいます。しかし、**家でじっとしていると運動不足になり、全身の血行が悪くなって脳や内耳まで行きわたらなくなります。**こうなると、再びめまいを起こす可能性が高まります。心身のリフレッシュができないとストレスがたまり、めまいの発症につながるので、意識的に

自然界の音が心地よさをもたらす

ゆらぎの音は自然界にたくさんあるので、めまいに悩む人は積極的に野山や海に出て気分をリフレッシュしましょう。

川のせせらぎ

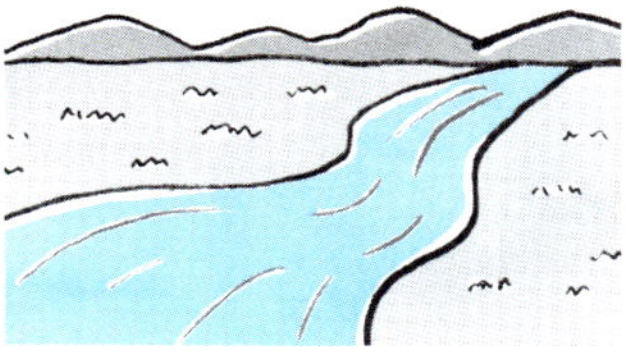

鳥のさえずり

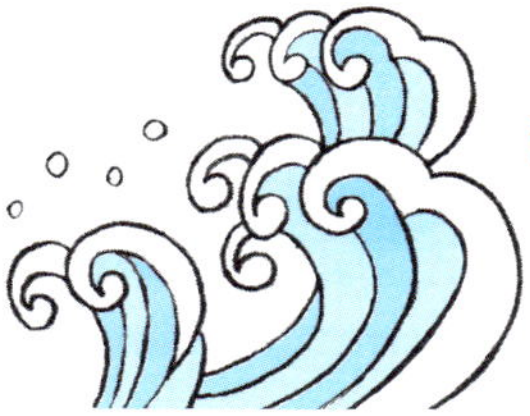

波の音

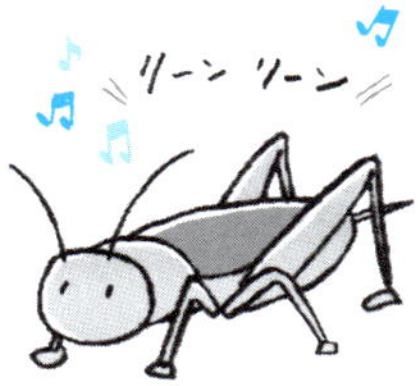

虫の声

自然界の音が心と体をリラックスさせる

公園などを歩く自然散策も、気分転換になってストレス解消になります。滝や森林ではマイナスイオンが多く発生し、爽快な気分になります。川のせせらぎや虫の声、波の音といった自然界の音には、耳や心をいやす効果があります。これらの音には**「1／fゆらぎ」という心地よさを感じさせるメカニズムがあり、副交感神経が刺激されてリラックスします。**ゆらぎの音は自然界にたくさん存在するので、野山や海に出て活力をたくわえましょう。

また、ゆらぎの音は一部の歌手の歌声にもあるといわれています。彼らの歌声を聴くのも、ストレス解消や疲労回復につながります。

規則正しい生活が自律神経をととのえる

自律神経が無意識のうちに全身の機能を調節している

めまいや耳鳴りといった症状は、自律神経のバランスが乱れることで生じやすくなります。検査をしても原因がわからないときは、自律神経失調症の可能性が高いです。

自律神経は血圧や体温、内臓のはたらきなど、生きていくのに欠かせない生体のはたらきをコントロールする神経で、「交感神経」と「副交感神経」があります。交感神経は心拍数や血圧を上げたり、胃腸のはたらきを低下させて人間が活動しやすい状態をつくります。一方、副交感神経は心拍数や血圧を下げたり、胃腸のはたらきを活発にして、体を休ませるのに適した状態をつくります。

この2つの神経がバランスよくはたらくことで、無意識のうちに全身の機能が保たれます。ところが、**バランスが乱れると体の機能が低下し、めまいや耳鳴りだけでなく、食欲不振や頭痛、肩こり、全身の倦怠感、不眠、冷え、動悸、といった症状が現れます。**

自律神経のバランスは、ストレスや不規則な生活が続くことで崩れやすくなります。そのため、**規則正しい生活を送ることが改善の近道になります。**食事と睡眠を決まった時間にとることで生活にリズムが生まれ、自律神経のバランスがととのいやすくなります。

就寝時は副交感神経がはたらいていますが、起きたら体を活動させる作用がある交感神経に切り替える必要があります。朝食には、眠っている間に下がっていた体温を上昇させるはたらきがあります。とくに**起立性低血性や起立性調節障害などのせいで立ちくらみやめまいが起きやすい人は、朝食をしっかり食べて交感神経のスイッチを入れましょう。**

一度乱れた自律神経のはたらきを立て直すには時間がかかります。いきなり完ぺきな規則正しい生活を送ろうとするのではなく、徐々に体を慣らしていきましょう。

正しい生活習慣がめまいを改善する

食事と睡眠を毎日同じ時間にすることで生活リズムがととのい、自律神経のはたらきがよくなってめまいの改善にもつながります。

朝

- 毎朝決まった時間に起床する
- 朝食はしっかりとる

昼

- 昼食は時間を決めてしっかりとる
- 間食はなるべくとらない

夜

- 夕食は寝る3時間以上前にすませる
- 夜食をとらない
- 毎日決まった時間に布団に入る
- ゆっくり入浴して十分に発汗する

睡眠のリズムをととのえてめまいを起こりにくくする

毎日決まった時間に寝て起きるようにする

夜 **ふかしをしたり、朝寝坊をするると生活リズムが乱れていき、自律神経のバランスが崩れてめまいや耳鳴りなどが起こりやすくなります。**そのため、睡眠のリズムを整えるのも改善には必要不可欠です。

なかには「平日は忙しくて寝られないので、休みの日はたっぷり寝よう」と〝寝だめ〟をする人もいますが、それで睡眠不足を解消することはできません。むしろ生活リズムが乱れ、自律神経のバランスを崩すリスクが高まります。**朝は平日・休日関係なく毎日同じ時間に起きて、一定の睡眠時間を確保しましょう。**

そして、夜も時間を決めて床につくようにします。眠れなくても、横になって休むだけで十分です。あせらずに自然に眠くなるのを待ちましょう。また、耳鳴りが気になって眠れない人は、好きな音楽やラジオ、川のせせらぎなど、自分が心地よいと思える音を流しながら横になるのもおすすめです。

心地よい音が眠りをうながす

単調でゆったりした音楽は体をリラックスモードにして、眠りに導いてくれます。

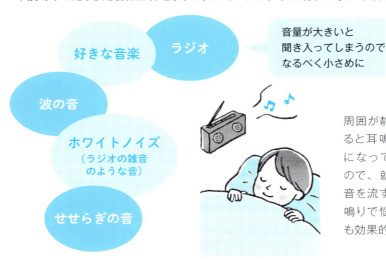

好きな音楽

ラジオ

音量が大きいと
聞き入ってしまうので
なるべく小さめに

波の音

ホワイトノイズ
（ラジオの雑音
のような音）

せせらぎの音

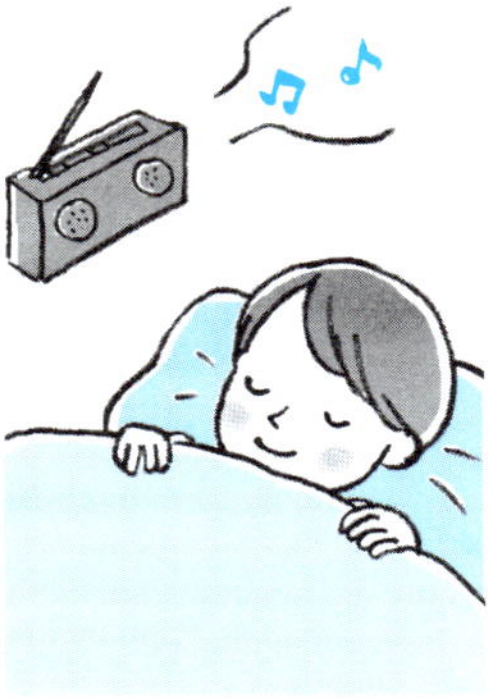

周囲が静かすぎると耳鳴りが気になってしまうので、就寝時に音を流すのは耳鳴りで悩む人にも効果的です。

就寝前の心がけで不眠の解消につながる

睡眠には1日の心身の疲れを回復させる作用があるので、睡眠不足が続くと日々の疲れが蓄積してしまいます。ただし、ちょっとした工夫で不眠を防ぐことができます。

寝る直前までスマホの画面やテレビを見たり、ゲームをしていると、心身ともに眠る準備ができません。**ベッドに入ったら余計なことはせず、寝ることに没頭しましょう。**また、就寝直前の入浴やカフェイン入りのホット飲料も避けましょう。ほかにも、寝る前にストレッチなどで体を軽く動かしたり、寝具やパジャマといった睡眠環境をよくすることで、心地よい眠りにつくことができます。

食生活を見直して耳や脳の血流をよくする

塩分をとりすぎると血流障害が引き起こされる

耳や脳の血管は非常に細いので、血流が悪くなると神経や細胞の再生や修復に影響をおよぼします。そうなるとめまいや耳鳴りが悪化するので、食生活も見直すべきです。

耳の血流をよくしたいのであれば、栄養バランスを考えた腹八分目の食事をとることが大事です。とくに肥満や高血圧、脂質異常症などの生活習慣病は血液がドロドロになり、耳や脳の血流も悪くします。食材は肉より魚をチョイスし、野菜や果物も積極的にとるなどして、生活習慣病を防ぐ食生活を心がけましょう。

また、**塩分をとりすぎると血圧が高くなり、動脈硬化が進んで血流障害が引き起こされます。それが耳におよぶとめまいや耳鳴りの悪化にもつながるので、塩分は控えめにしましょう。**みそ汁は昆布やかつおぶしなどのダシを使ってみその量を減らしたり、塩の代わりにわさびなどの薬味を代用するなど、減塩してもおいしく食べられる工夫もしてみましょう。

トリプトファンを多く含む食材

トリプトファンは必須アミノ酸のひとつで、精神の安定に大きな影響を与えるセロトニンの原料になるといわれています。

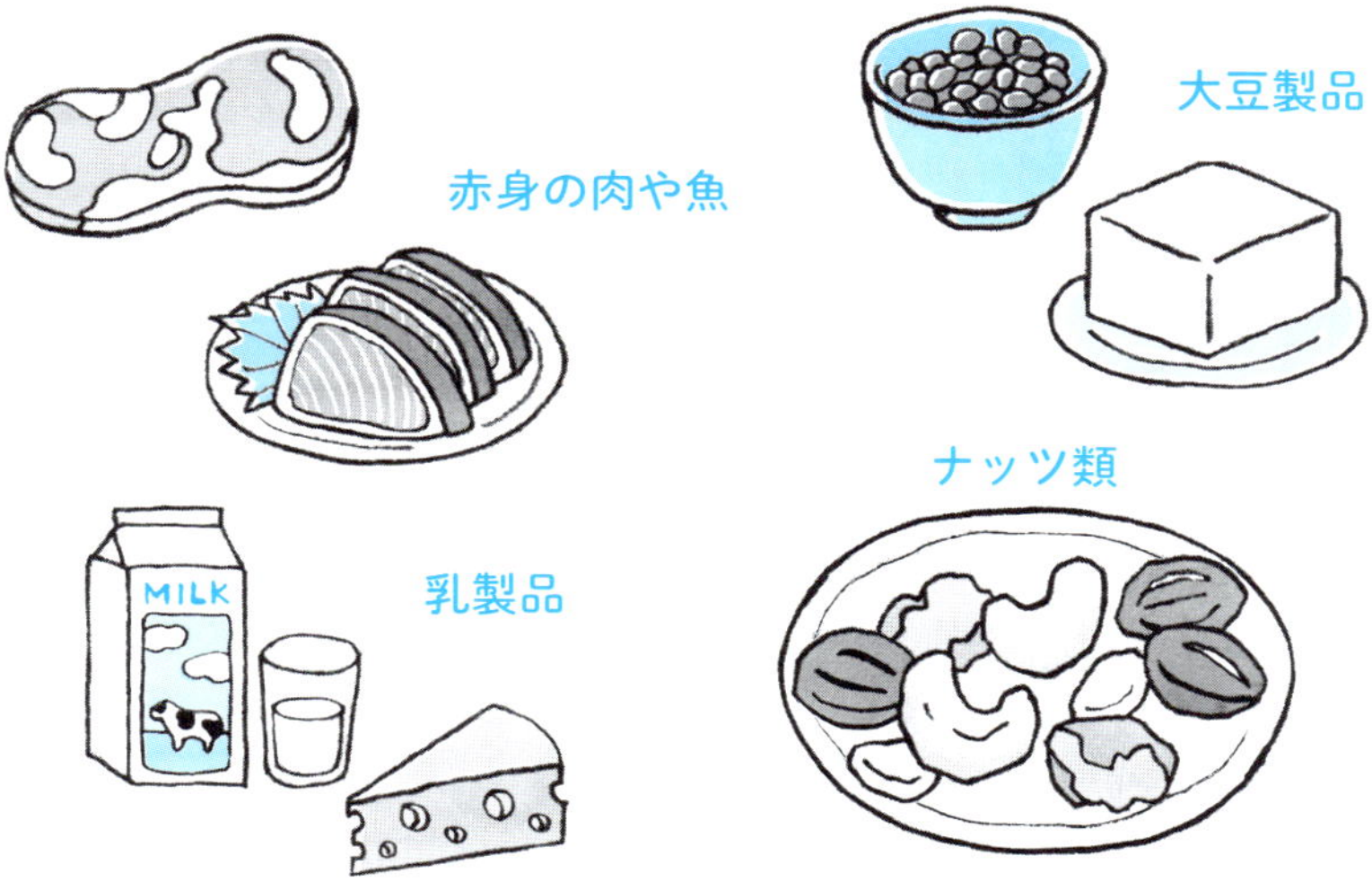

トリプトファンを多く含む食べ物は精神を安定させる

めまい患者は症状に対する不安でイライラがつのったり、うつっぽくなりますが、そんな方におすすめなのが「トリプトファン」という必須アミノ酸を多く含む食材です。

トリプトファンは、気持ちを落ちつかせる作用がある脳内物質「セロトニン」の原料になるといわれています。とうふや納豆などの大豆製品、牛乳などの乳製品、赤身の肉や魚、ナッツ類などに多く含まれています。

セロトニンは気持ちを安定させ、安眠もうながすことから「幸せホルモン」とも呼ばれています。ストレスの解消にもなるので、めまいの軽減にもつながります。

神経のはたらきをよくする作用があるビタミンB_{12}

めまいや耳鳴りを改善するのにおすすめなのは、ビタミンB群を多く含む食べ物です。なかでも**B_{12}は末梢神経（中枢神経と体の各部をつなぐ神経）の代謝をうながし、内耳の神経のはたらきも高めてくれます。**レバーにも多く含まれていますが、脂質が気になる人はサンマやイワシ、貝類（アサリ、シジミなど）といった魚介類からとるようにしましょう。

また、**ビタミンB_1にも末梢神経のはたらきを高める作用があります。**豚肉やうなぎ、玄米、大豆製品などに多く含まれます。**ビタミンB_2は細胞の再生やエネルギーの代謝に不可欠な栄養素で、脂質の代謝も行います。**納豆やレバー、卵などに多く含まれています。

また、カルシウムも摂取すべき栄養素のひとつです。めまいになると外での発作を避けるため、外出を控えてしまいがちです。そうなると運動量が低下して骨が弱くなり、骨粗しょう症になる人もいます。内耳の耳石器にある耳石はカルシウムでできているので、骨量が低下すると耳石がはがれやすくなり、良性発作性頭位めまい症になるおそれがあります。これらを防ぐためにも、外に出て適度な運動をするのはもちろん、乳製品や煮干し、大豆製品などで積極的にカルシウムをとりましょう。

カルシウムには、神経を落ちつかせる作用もあります。めまいに悩まされている人はストレスがたまってイライラしやすいので、鎮静という意味でも効果的です。

めまいや耳鳴りを改善する食べ物

ビタミン B_{12}

末梢神経の代謝をうながし、そのはたらきを高める作用があります。

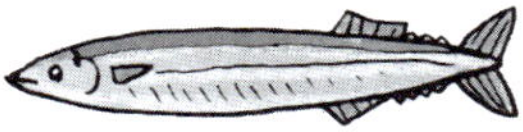
サンマ

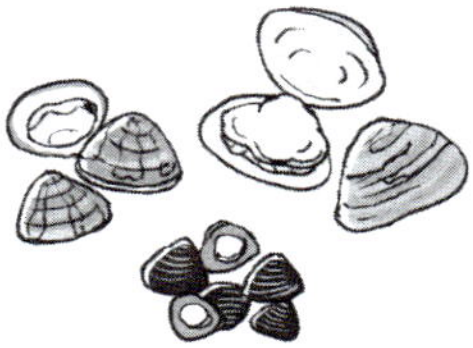
貝類
（アサリ、シジミなど）

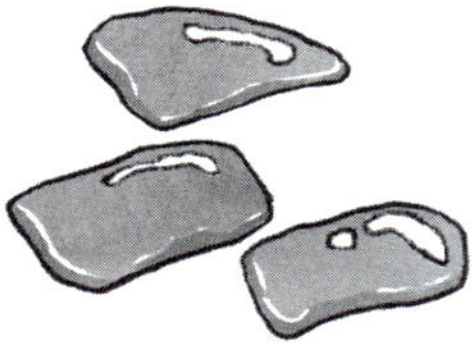
レバー

ビタミン B_1

末梢神経のはたらきを高める作用があり、糖質の代謝もうながします。

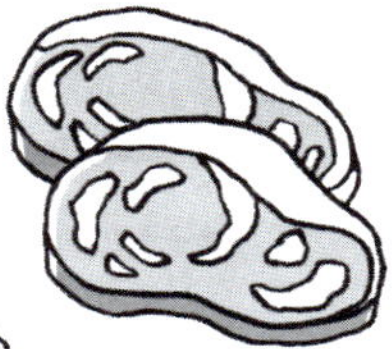
豚肉

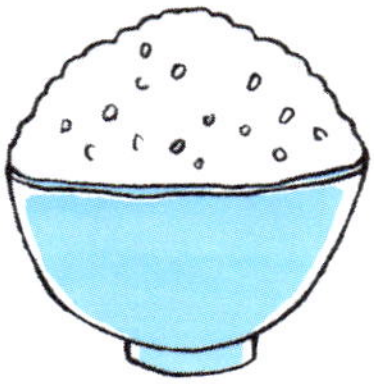
玄米

ビタミン B_2

老化の原因となる過酸化脂質をとり除き、細胞を再生する作用があります。

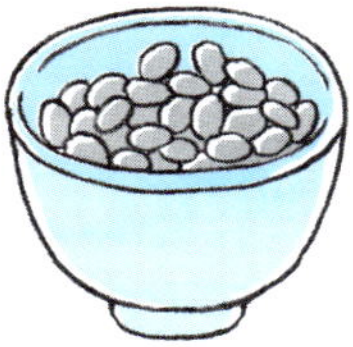
納豆

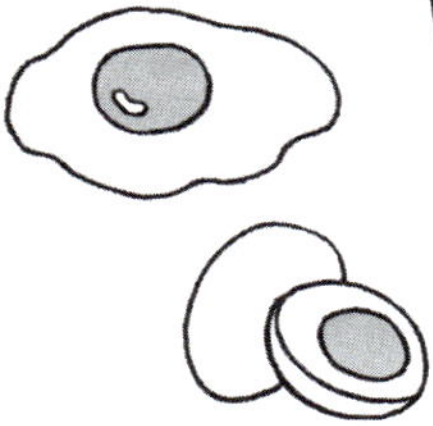
卵

カルシウム

神経の興奮を抑えるはたらきがあり、神経過敏やイライラを鎮めます。

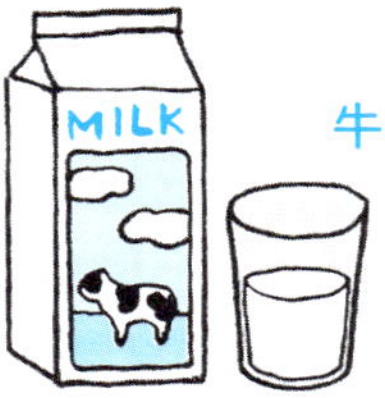

牛乳

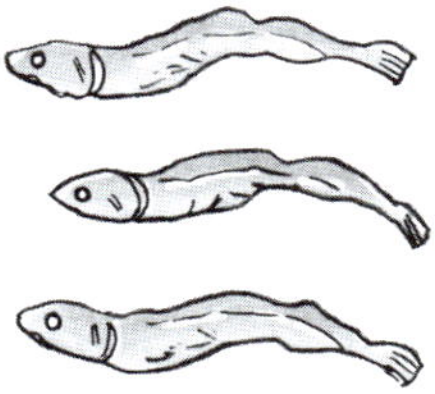
煮干し

カフェインやお酒は適量ならOK

めまいや耳鳴りがあるときは症状が悪化するのでNG

アルコールには小脳の機能を抑制する作用があり、平衡機能も低下させます。めまいや耳鳴りを起こす人は、症状の悪化を防ぐという意味でも控えめにするのが望ましいです。

とはいえ、**症状が安定しているときは気分転換やストレス解消になるので、適量なら大丈夫です**。ただし、飲みすぎると肝機能が弱まり、抵抗力が低下するので要注意です。また、寝る前の飲酒は眠りを浅くして睡眠不足を招くので避けましょう。

カフェインを含む飲物（紅茶、コーヒー、緑茶、栄養ドリンクなど）、香辛料（わさび、トウガラシなど）には神経を興奮させる作用があり、とりすぎるとめまいや耳鳴りを誘発するおそれがあります。こちらも症状がある間は摂取を控え、おさまったあとも適量を心がけましょう。何か飲まないと落ちつかないときは、ハーブティーやほうじ茶といったノンカフェインかカフェイン少なめのものがおすすめです。

めまいや耳鳴りがあるときは控える

お酒

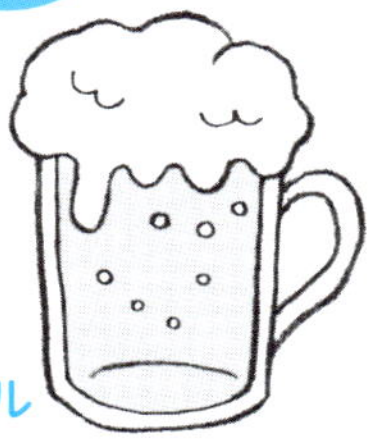

適量の目安

- ビール…中ビン1本
- 焼酎（ロック）…1杯
- ウイスキー（ダブル）…1杯

カフェイン

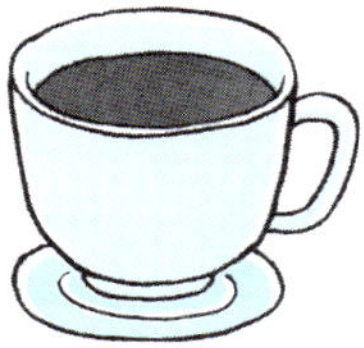

カフェインを含む飲食物

- コーヒー
- 紅茶
- 緑茶
- ウーロン茶
- 栄養ドリンク
- 眠気覚ましのタブレット

…etc.

香辛料

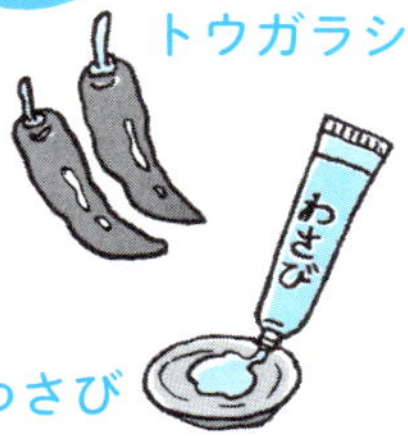

香辛料はアクセント程度に

からすぎる香辛料は神経を強く刺激するので、なるべく避けましょう。

耳の血流を低下させるタバコは今すぐやめるべき

タバコを吸うのも気分転換やストレス発散になりますが、確実にめまいや耳鳴りを悪化させるので、今すぐやめるべきです。

タバコに含まれるニコチンには全身の血管を収縮させる作用があるので、脳幹や内耳への血流量が減っていきます。また、タバコの煙に含まれる一酸化炭素には、脳や内耳への酸素供給量を減らす作用があります。そのため、めまいや耳鳴りだけでなく、がんや高血圧、動脈硬化、脳卒中、狭心症、心筋梗塞といった病気を引き起こす原因にもなります。まさに「百害あって一利なし」なので、強い気持ちをもって禁煙を実行しましょう。

耳を守るための生活を心がける

耳には自浄作用があるので基本的に耳そうじは不要

めまいと一緒に起きやすい難聴や耳鳴りは、ふだんの生活習慣が原因で起こったり、改善したりします。

例えば、耳そうじはとても気持ちいいですが、やりすぎると外耳や鼓膜を傷つけるおそれがあります。耳には自浄作用があり、耳あかは自然に耳の外側へ移動していきます。また、耳あかには耳の中を適度に湿らせ、チリやホコリの侵入をブロックして細菌の繁殖を防ぐという作用もあります。

そのため、**湿った耳あかでなければ、基本的には耳そうじを行う必要はありません。ふだんは耳の穴以外の部分をガーゼや綿棒でそっと拭き取る程度にして、耳の穴の奥をいたずらに刺激しないようにします。**

それでも気になってしまうという人は、耳鼻咽喉科を受診して処置してもらいましょう。耳あかをきれいにとり除くのは意外と難しいので、家庭では控えたほうがよいでしょう。

耳を傷つけるNG行動を改める

耳そうじをする

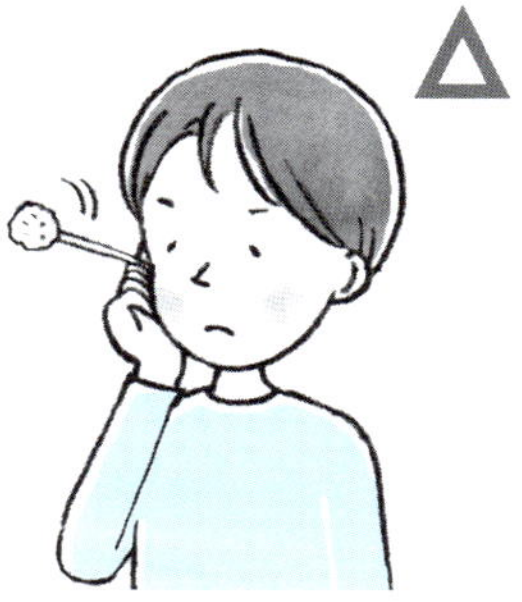

- 基本的には不要
- 気になるときは耳鼻咽喉科を受診する

強く鼻をかむ

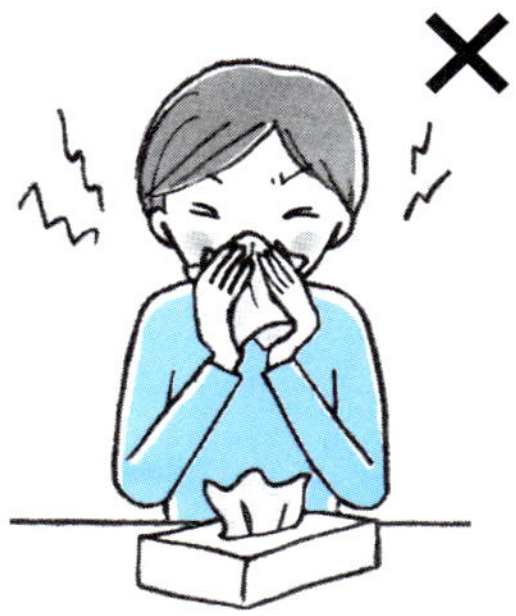

- 強くいきまず、片方ずつやさしくかむ
- 鼻をすすらない

イヤホンを使う

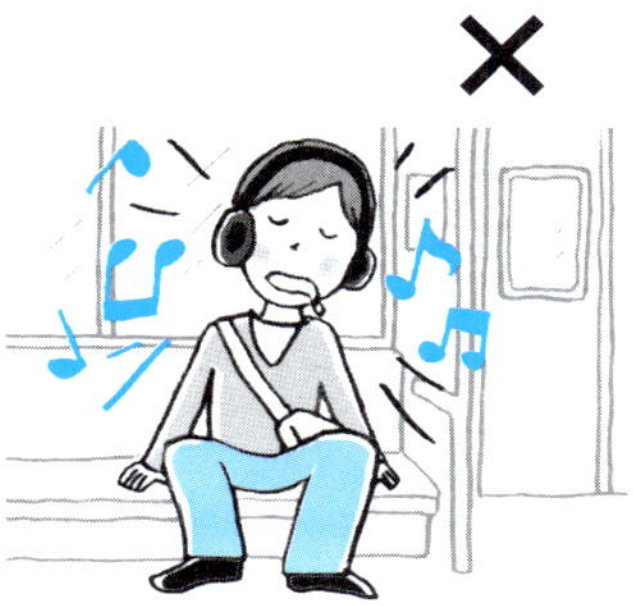

- 寝ながら使わない
- 大音量は控える

鼻のかみ方やイヤホンの使い方にも気をつける

鼻のかみ方も、ちょっとした不注意で難聴を起こすおそれがあります。**力任せにかむと中耳炎や外リンパ瘻の原因になるので、片方ずつやさしくかみます。**鼻水には細菌やウイルスをからめとる作用があるので、すすると汚れを体内に入れてしまいます。ティッシュを常備し、いつでも鼻をかめるようにしましょう。

また、イヤホンやヘッドホンの使い方にも注意が必要です。**電車などで使うと音が大きくなりがちですが、大音量は内耳を傷つけてしまうのでNGです。**寝ている間も内耳はダメージを受けるので、寝ながらイヤホンを使うのも控えましょう。

COLUMN 3

薬の副作用でめまいが起こる場合も

めまいや難聴、耳鳴りの治療手段はいくつもありますが、中心になるのは薬物療法です。処方された薬は、医師の指導を受けて正しく服用しましょう。なかには、「症状がよくなったから」と勝手に服用をやめてしまう人もいます。しかし、再発のおそれもあるので、一定期間きちんと飲むことが大事です。

一方で、**別の病気の治療で服用している薬のせいで、めまいや耳鳴りなどが起こる場合があります**。最近は薬の改良が進んだので、以前ほどは副作用が起こりにくくなったとされていますが、可能性はゼロではないので注意が必要です。

薬の副作用とみられる異変があったときは、すぐに主治医か薬剤師に相談しましょう。薬の量を調節してもらったり、薬を変えてもらうこともできます。多くの場合、症状は薬の服用をやめることでおさまります。しかし、**自己判断で服用をやめると薬の離脱症状で思わぬ副作用が起きることもあります**。例えば、抗不安薬なら薬と体の間で保たれていたバランスが崩れることで、不安や不眠、吐き気やイライラといった症状が現れます。勝手に判断しないよう、くれぐれも注意しましょう。

めまいなどを起こす可能性がある薬

別の医療機関で受診するときや、薬局で薬を処方してもらうときは、自分の症状を正確に伝えるためにお薬手帳を提出しましょう。

めまい	降圧薬、カルシウム拮抗薬、血管拡張薬、筋弛緩《きんしかん》薬、抗けいれん薬、抗てんかん薬、抗不安薬、精神安定薬、抗うつ薬、抗ヒスタミン薬など
めまい・難聴・耳鳴り	抗菌薬（ゲンタマイシン、ストレプトマイシン、カナマイシン、バンコマイシンなど）、解熱鎮痛薬（アスピリン）、インターフェロン、抗マラリア薬、利尿薬、抗がん剤（プラチナ製剤）など

4章

めまいを改善するエクササイズ

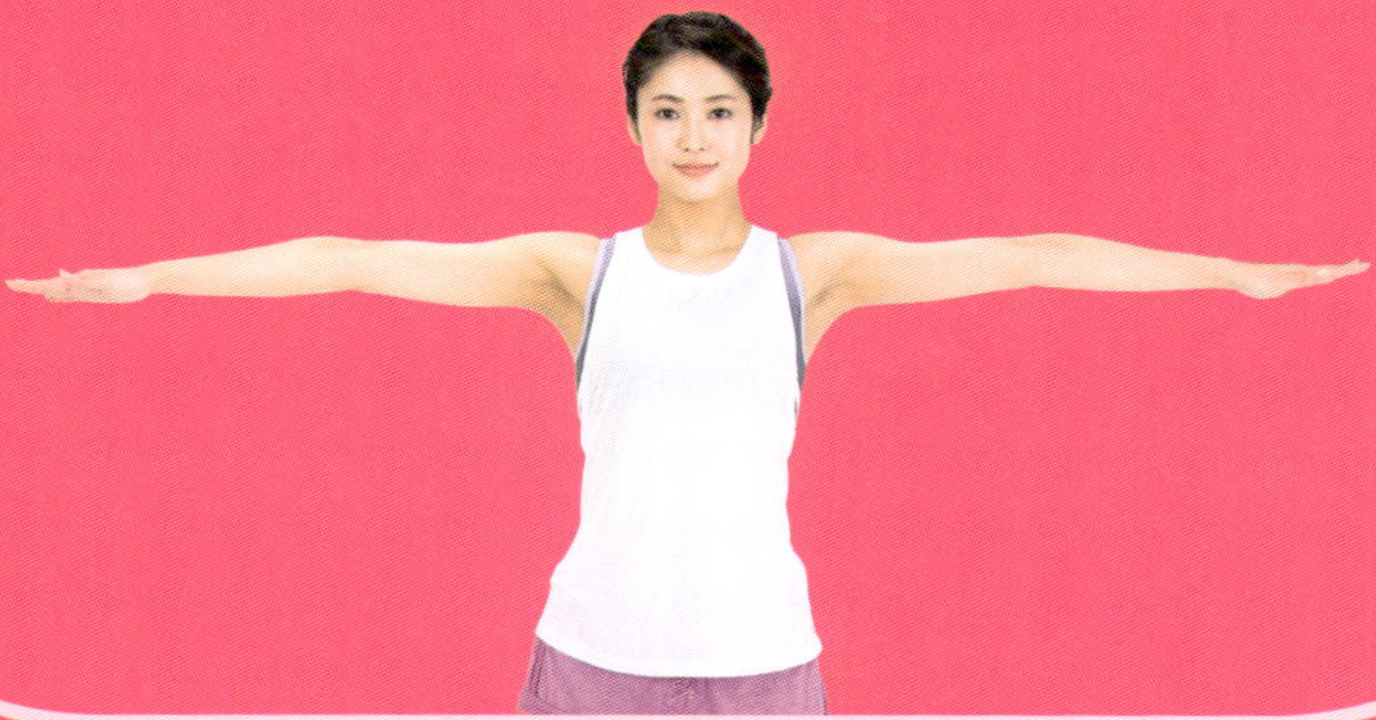

「めまい体操」で意識的にめまいを起こす

めまいの状態に慣れるトレーニングを行う

めまいの原因は多岐にわたりますが、多くは体の平衡機能に乱れが生じることで起こります。しかし、平衡機能はトレーニングである程度強化できます。

バットを額につけてグルグル回るゲームがありますが、ふつうの人がやると頭がクラクラしてまっすぐ走れなくなります。ところが、バレリーナやフィギュアスケートの選手は高速で体をグルグル回転させても、めまいやふらつきを起こすことはありません。回り方のテクニックを身につけているというのもありますが、訓練を重ねることで、めまいが起こりにくい体になっているのです。

めまいの状態に慣れるには、首をそらせる、うつむく、ひねるなどの動作をして、意識的にめまいを起こす「めまい体操」がおすすめです。短時間でも毎日行うことで脳が慣れ、効果が出てくるので、1回5～30分程度、1日1～3回を目安にやってみましょう。

簡単にできるものは省いて難しいものにチャレンジする

「めまい体操」は、良性発作性頭位《とうい》めまい症やメニエール病、前庭《ぜんてい》神経炎など、内耳《ないじ》性のめまいを改善するのに効果的です。症状が出始めた時期に行うとさらにひどくなるので、ある程度落ち着いたタイミングで、医師に相談して許可を得てから行いましょう。

次のページから、さまざまな「めまい体操」を紹介していきますが、簡単にできるものでは効果が得られません。**難しいもの、苦手に感じるもの、めまいが起きて気分が悪くなるようなものを、あえて選ぶようにします。**ただし、体操を行っている間に吐き気が強くなったら、時間を短縮したり、中止して体を休めましょう。

場合によっては、医師の診察と治療も受けるべきです。

「めまい体操」は自分から意識的にめまいを起こしていくので、最初のうちは倒れるおそれもあります。そのため、慣れるまでは誰かに付き添ってもらいましょう。また、近くに柱や台のようなつかまれる場所があると、転んでケガをしなくてすみます。

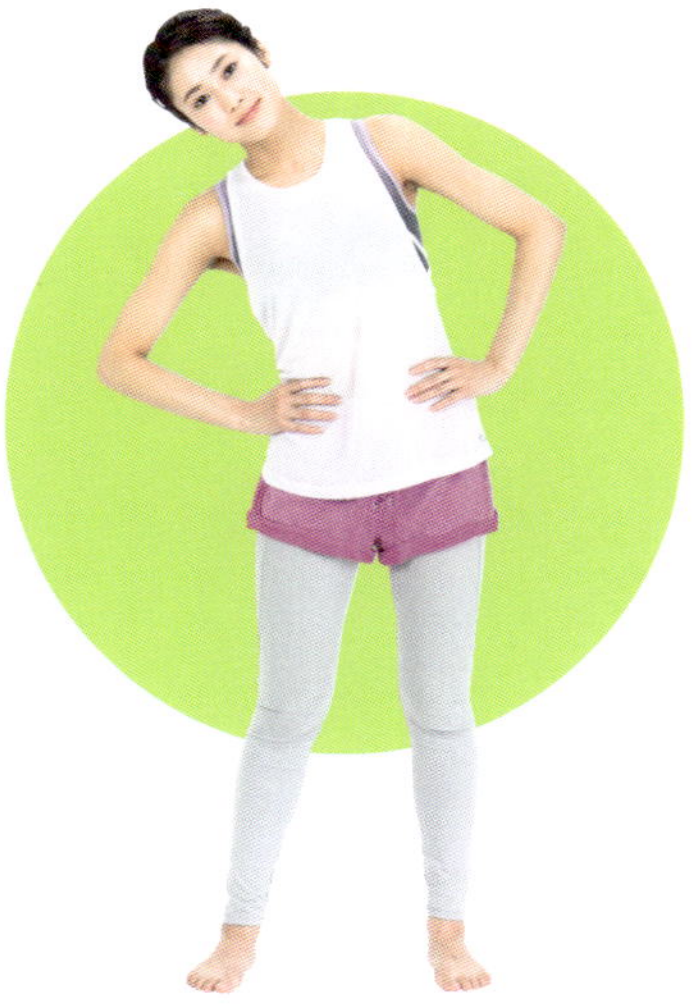
少し難しいと感じる動きを意識的に行うことで、めまいに慣れていきます。

目のバランス機能を鍛える 1

目の動きを意識的に安定させる

点を見る

1

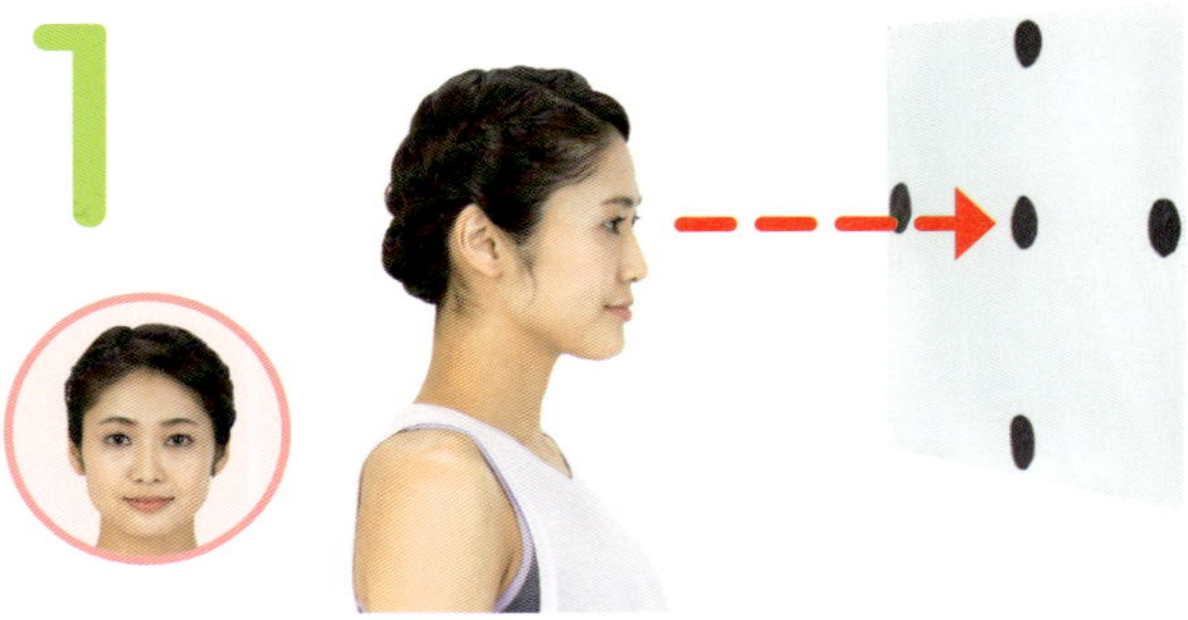

中央の点をじっと見る

5つの点を描いた大きな紙を壁に貼り、1mぐらい離れた地点から10～30秒ほど見つめます。

2

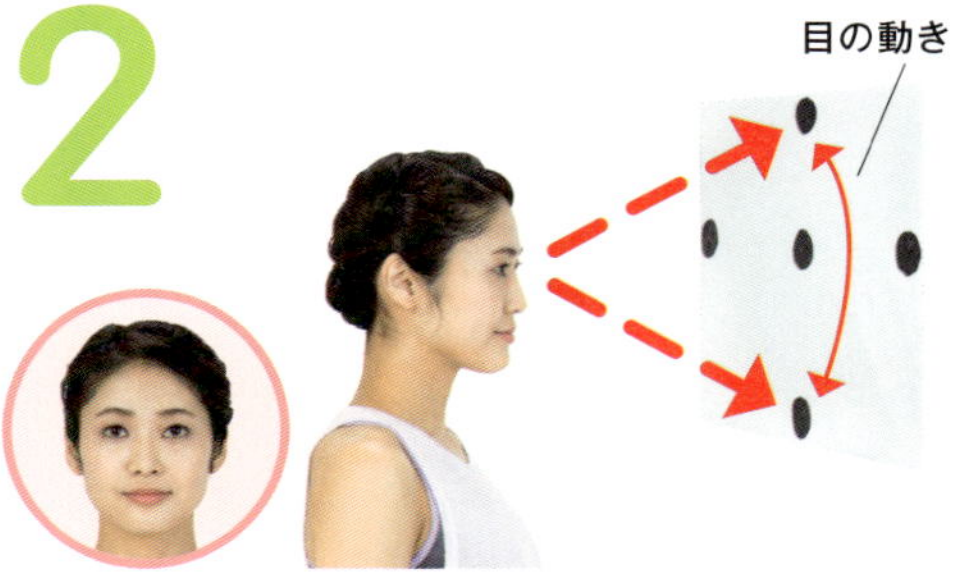

首を動かさずに上下の点を交互に見る

頭や首は動かさず、目だけで上下の点を交互に30回見ます。

3

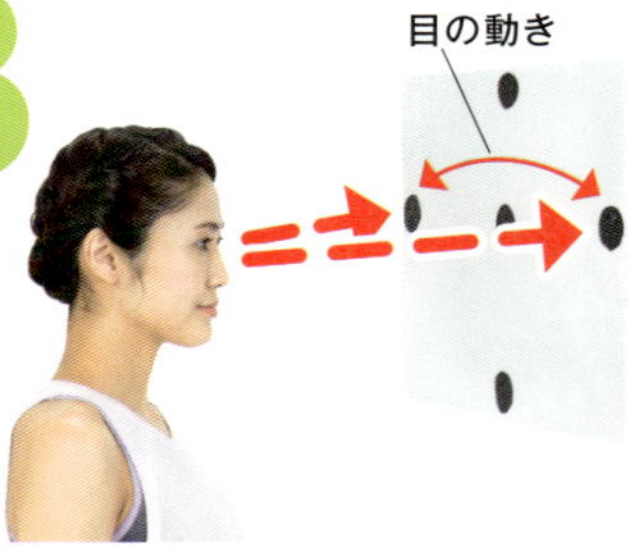

首を動かさずに左右の点を交互に見る

左右の点を交互に30回見ます。しっかりと目線を定めることで、脳への情報が乱れにくくなります。

脳にはさまざまな情報が伝わりますが、それが乱れるとめまいが生じやすくなります。目の動きを意識的に安定させる体操を行い、目から脳へスムーズに情報を伝えましょう。

目のバランス機能を鍛える 2

近い距離を見る目の動きを安定させる

手の動きを追う

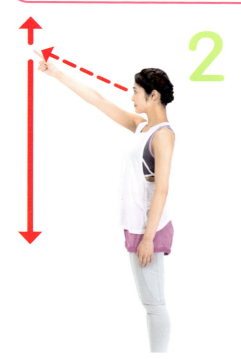

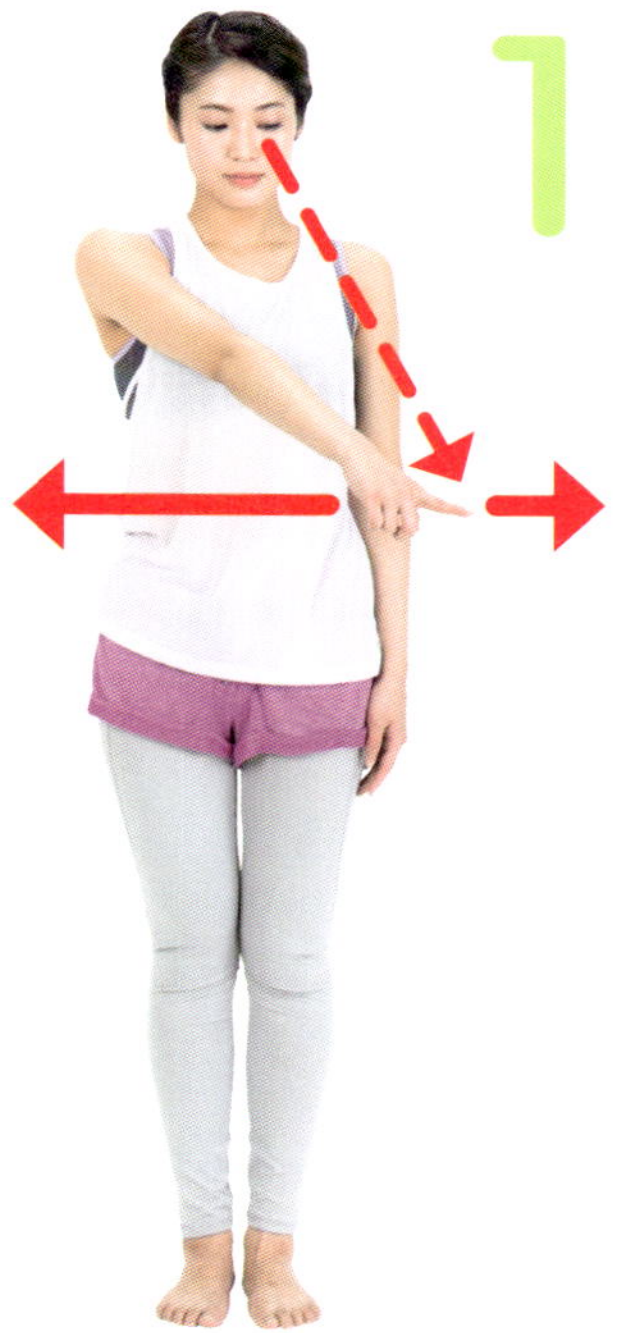

片手を上下に動かして目だけで手の動きを追う

手を上下に動かし、頭や首は動かさずに目だけで手の動きを追います。手は目で追える範囲や速さで動かしましょう。

片手を左右に動かして目だけで手の動きを追う

片方の手を水平に上げ、指の先を見ます。そして手を左右に動かし、手の動きを追います。

手の動きを追う体操は、近い距離の動きに慣れるのに有効です。横書きの文字を読んでクラッとしたり、動画を見るのがつらくなったら試してみましょう。各5～30回が目安です。

体のバランス機能を鍛える
1

頭を動かすことで体の平衡機能を鍛える

頭を動かす

1 首を前後に動かす

首を前に傾けたあと、後ろに傾けます。これを交互にくり返し、5～30回行います。首を傷《いた》めないように、ゆっくりと動かしましょう。

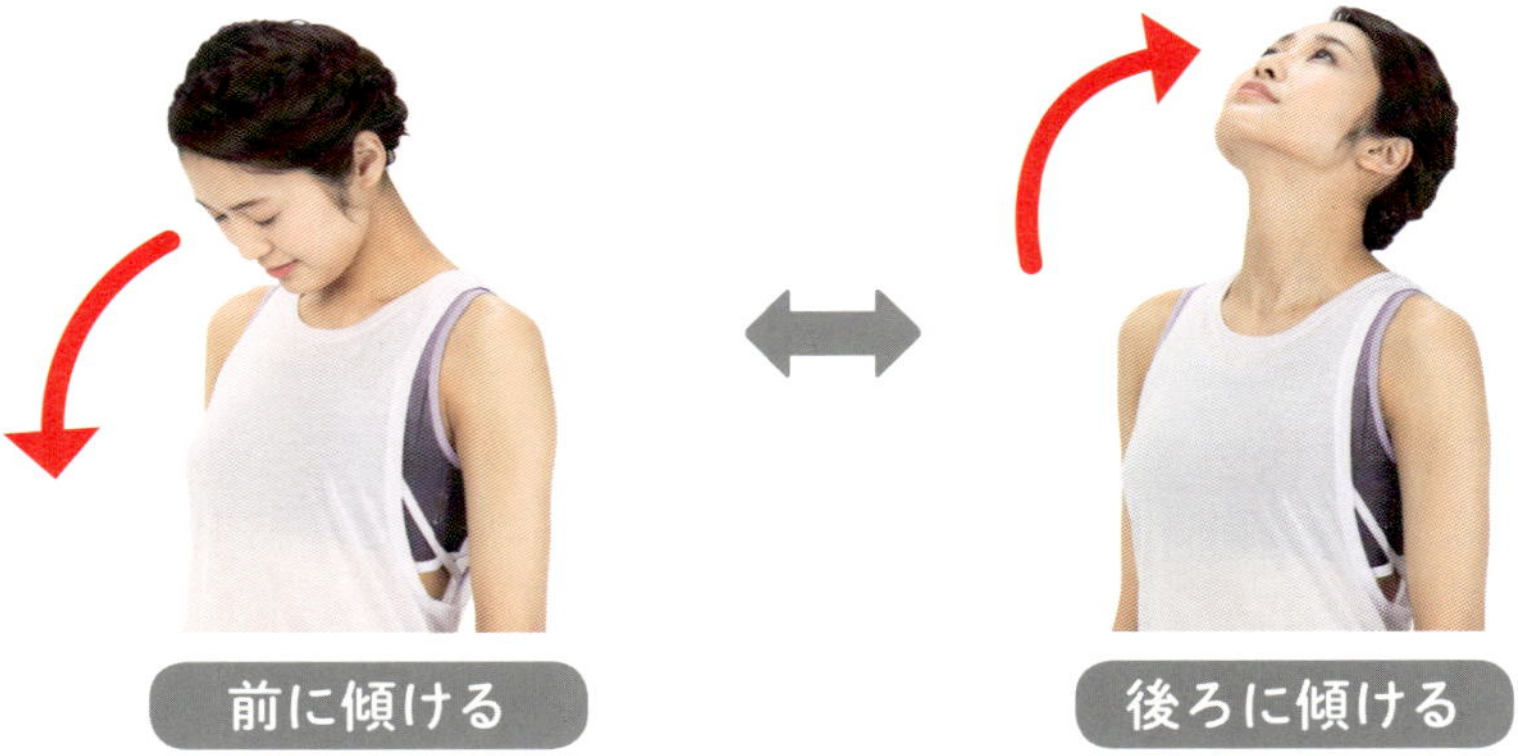

2 首をぐるりと回す

ゆっくりとストレッチする感じで、首をぐるりと回していきます。

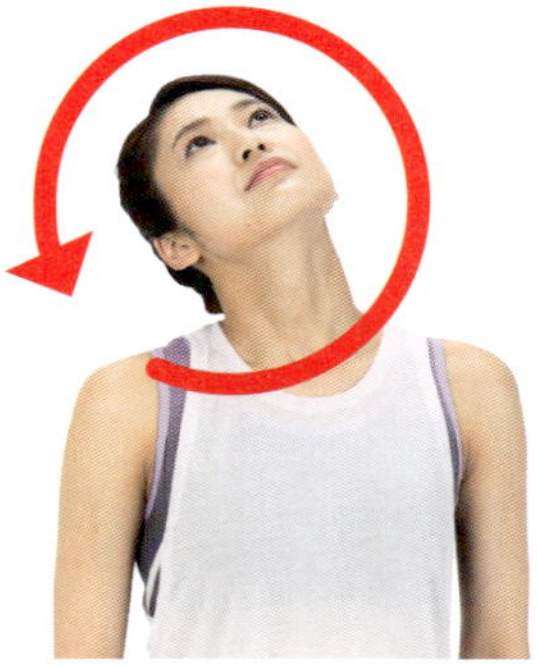

めまいは頭を動かしたときに生じやすいので、意識的に頭の位置を変えることでめまいに慣れ、体の平衡機能が鍛えられていきます。それぞれ5～30回を目安に行いましょう。

3 首を左右に傾ける

首を左に傾けたあと元の位置に戻し、右に傾けます。顔は左右を見ず、正面を見たまま動かします。

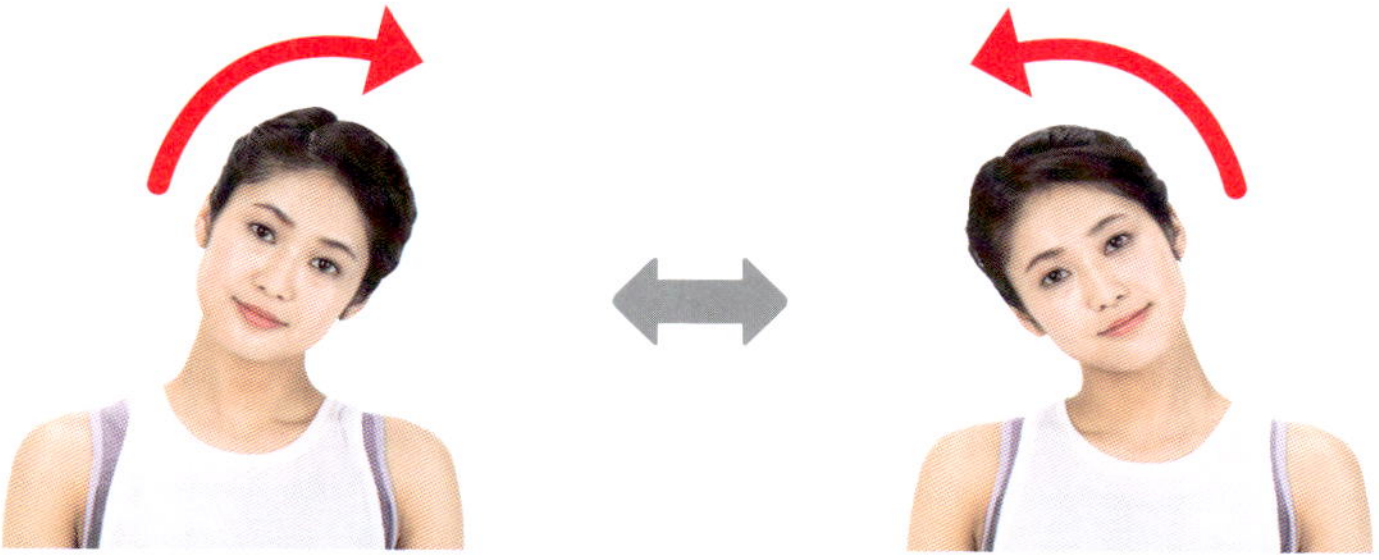

左に傾ける　右に傾ける

4 左右を振り向く

首を左に向けたあと、元に戻して右に向きます。肩まで動かすと効果が得られにくいので、首だけを動かすことを意識しましょう。

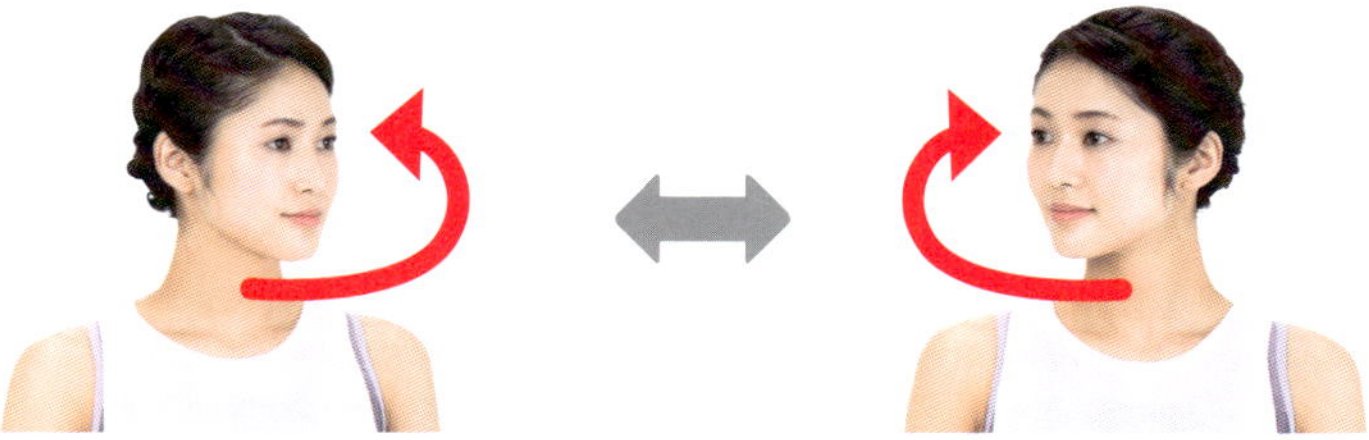

左を向く　右を向く

COLUMN

【日常生活ではめまいを起こす動作は避ける】

「めまい体操」では意識的にめまいを起こす動作をすることで、めまいに慣れて再発防止につながります。しかし、日常生活で首をそらせる、うつむく、ひねるなどの動作をすると、めまいが起きて転倒などのリスクが高まります。ふだんはゆっくりと動いてめまいを避け、「めまい体操」をするときは安全な場所で行うようにしましょう。

体のバランス
機能を鍛える
2

頭の位置を変えてもバランスを保つ

前屈と後屈

1 体を前に倒す

足を肩幅まで開いて立ち、体をゆっくりと倒していきます。手が床につかなくても大丈夫です。

2 体を後ろに倒す

前屈の姿勢から体を起こし、体を後ろに伸ばしていきます。これをくり返し、5～30回行いましょう。

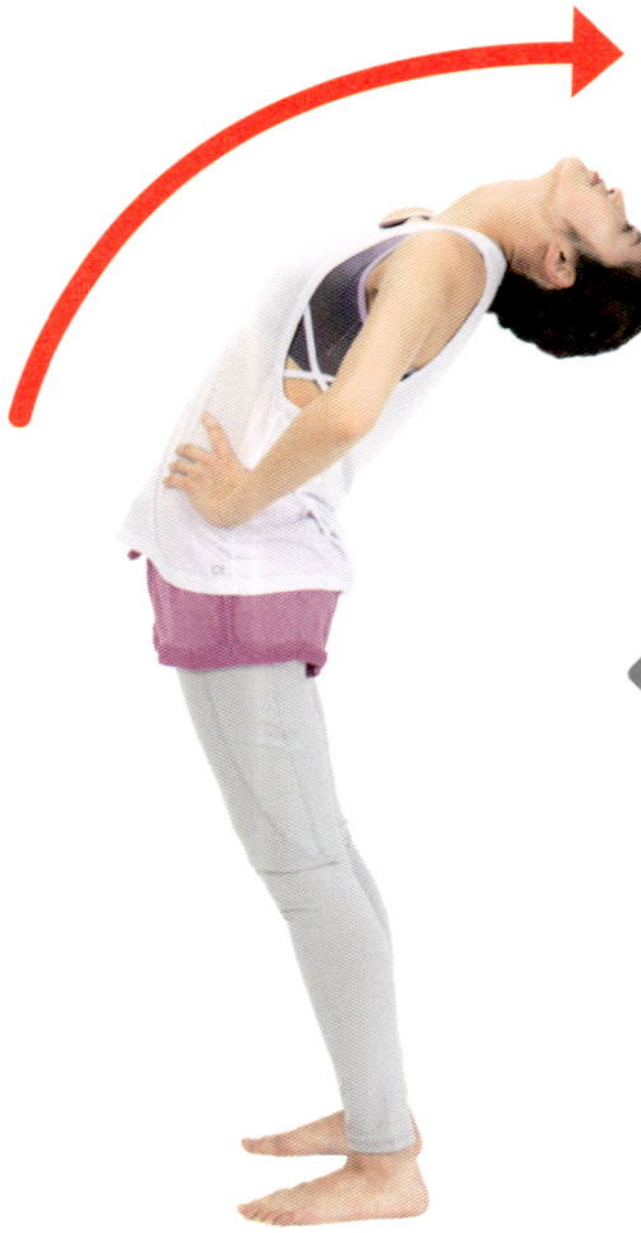

後屈

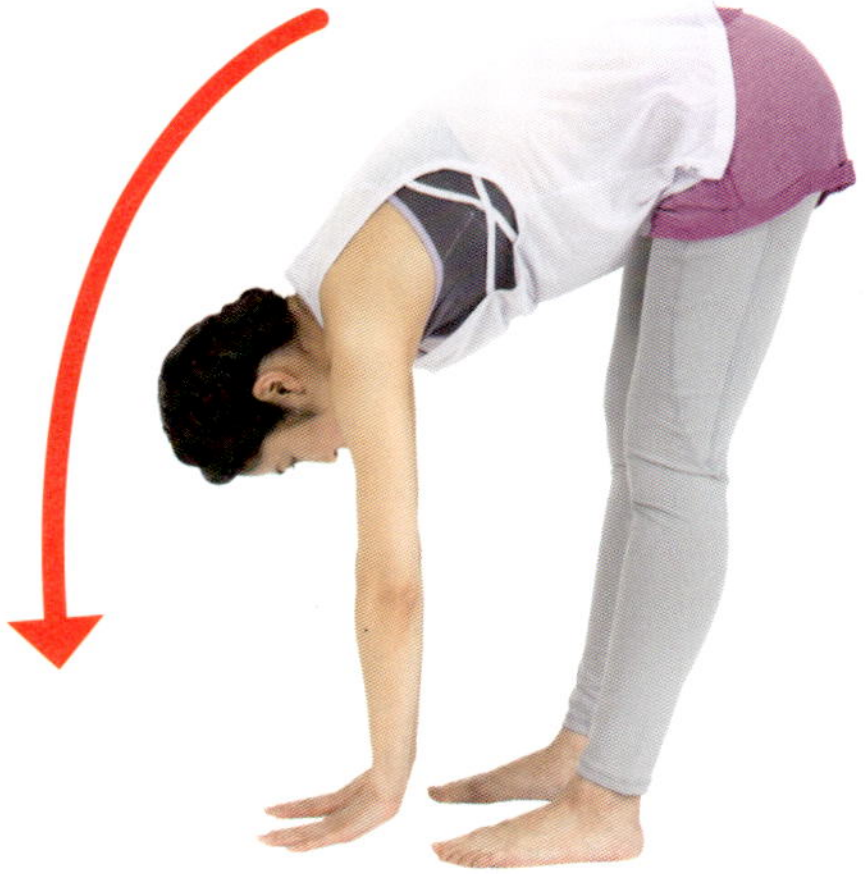

前屈

P104 ～ P111 の運動は血圧を調節する機能を高めたり、頭や体の位置が変わってもバランスを保てるようにする効果があります。目を開けて行い、徐々に回数を増やしましょう。

体のバランス機能を鍛える 3

血圧を調節する機能も高める

体を左右に傾ける

1 仁王立ちのポーズをとる

足を肩幅程度に広げ、背すじを伸ばしてピンと立ちます。腰に手を当てて、体のバランスを保ちましょう。

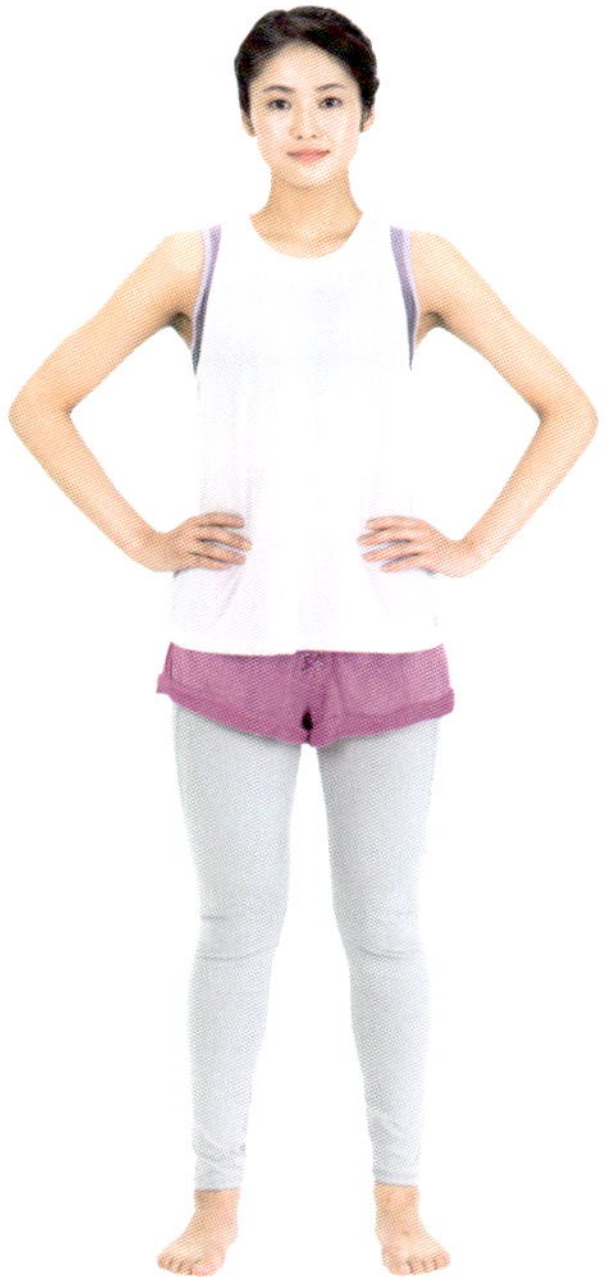

2 体を左右に傾ける

正面を向いたまま、体をゆっくりと左に傾けます。しばらくたったら体を元の位置に戻し、今度は右に傾けます。

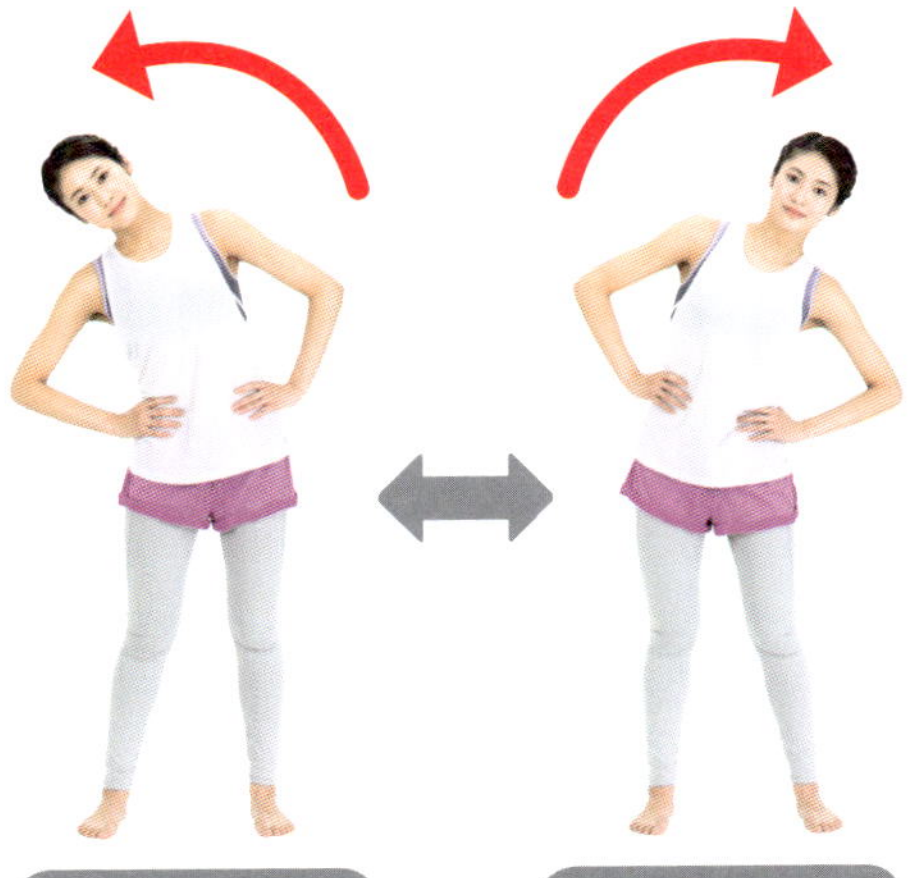

右へ傾ける　左へ傾ける

仁王立ちのポーズをとり、上体を左右に傾けましょう。1日5～30回が目安です。腰に手を当てることで、体のバランスがとりやすくなります。

体のバランス
機能を鍛える
4

体のバランスを保てるようにする

腰を回す

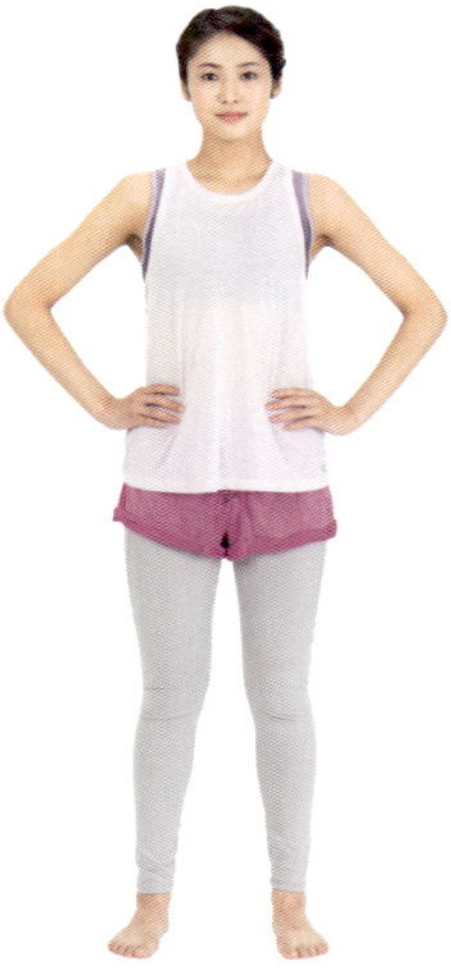

基本姿勢

1

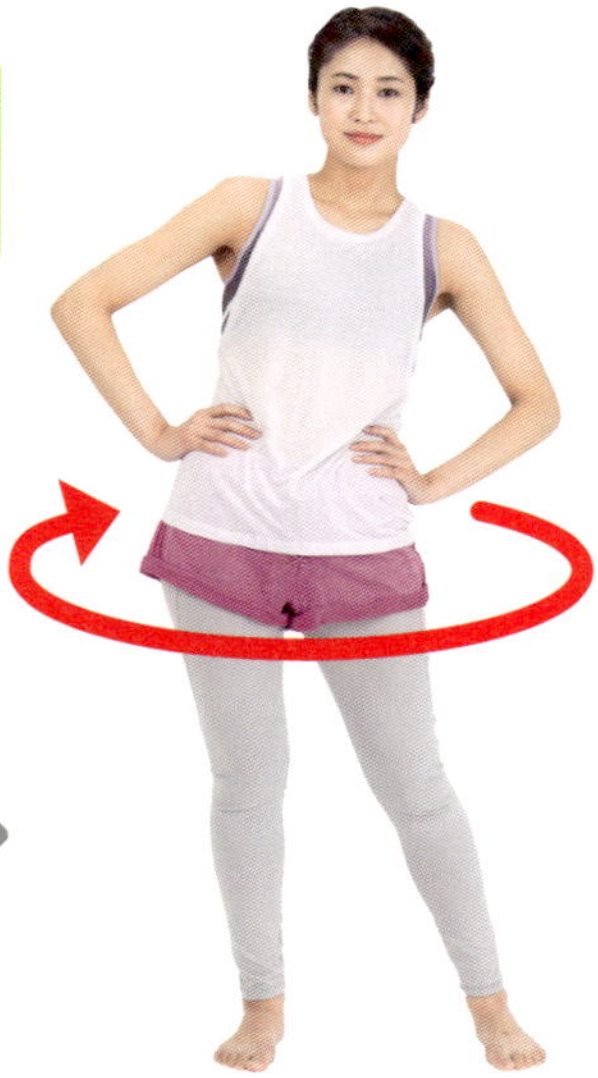

左回し

2

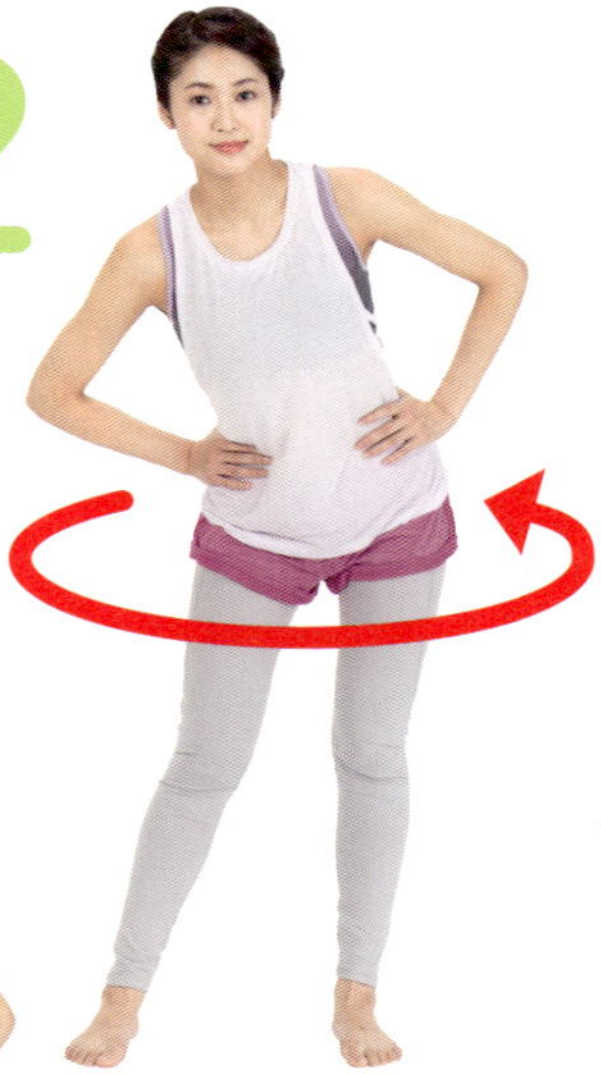

右回し

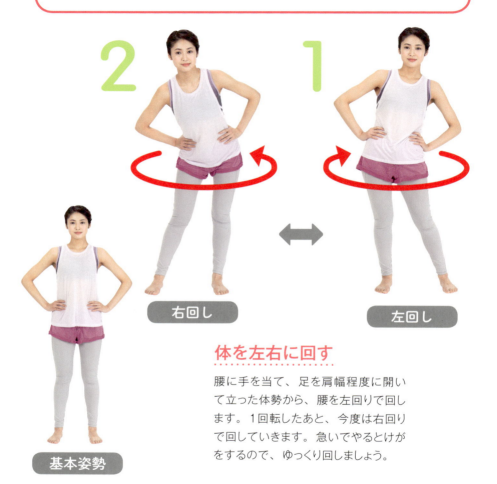

体を左右に回す

腰に手を当て、足を肩幅程度に開いて立った体勢から、腰を左回りで回します。1回転したあと、今度は右回りで回していきます。急いでやるとけがをするので、ゆっくり回しましょう。

腰を回すことで頭や体がグルグル回り、不快感にみまわれます。無理をすると体調が悪化してしまうので、少しずつ慣らしながら行いましょう。1日5～30回が目安です。

体のバランス機能を鍛える 5

気分転換にもなるエクササイズ

上半身をねじる

1 両腕を左右に広げる

足を肩幅程度に開いて、背すじを伸ばしてしっかりと立ちます。両腕を左右に広げてスタンバイします。

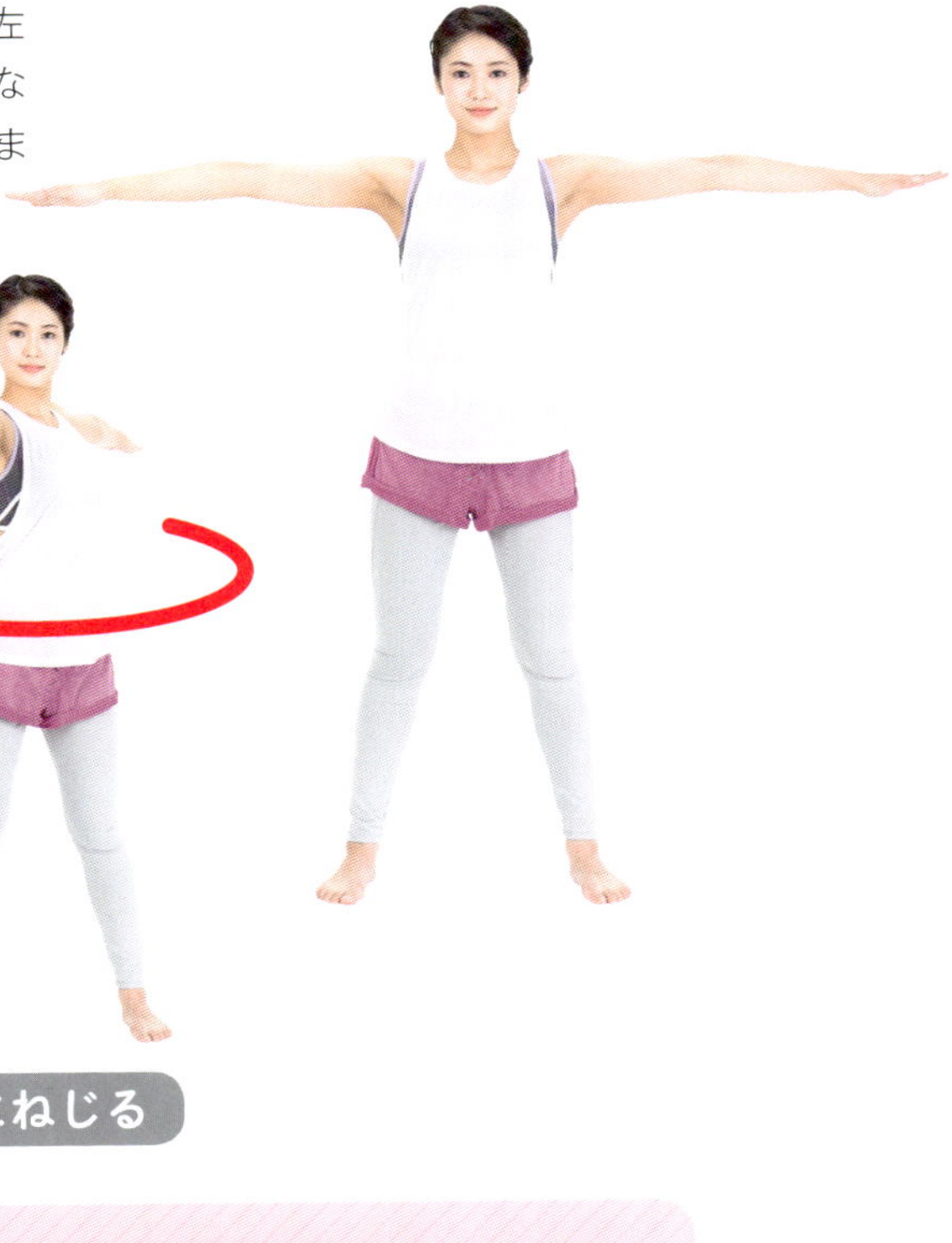

2 体を左右にねじる

両手を広げたまま、体を左右にねじります。腰を傷めないように、ゆっくりと動かしましょう。

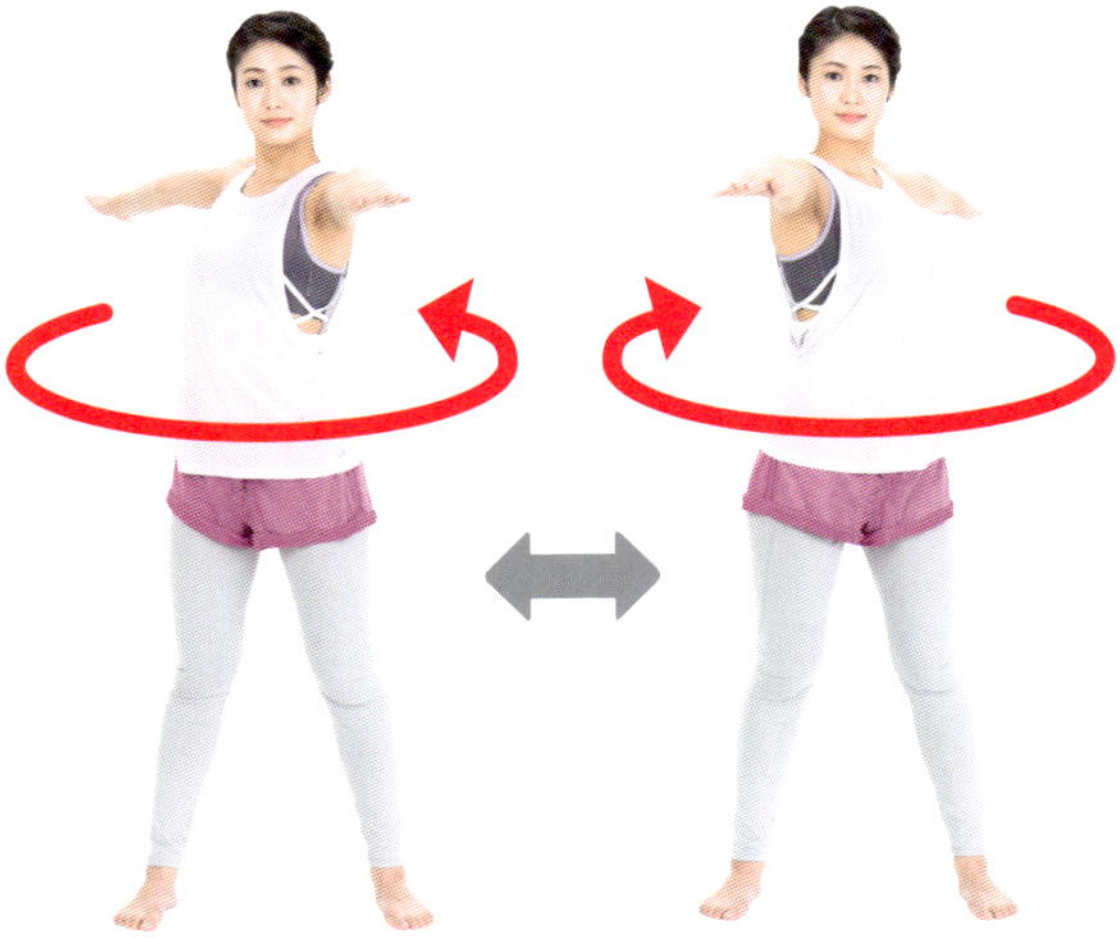

右にねじる　左にねじる

上半身を左右にねじらせることで、方向転換時のふらつきなどの改善につながります。バランスを崩したときに手がつけるよう、壁などの近くで行うのがおすすめです。

姿勢を
変える運動
1

立ったときのふらつきをなくす

立って座る

1

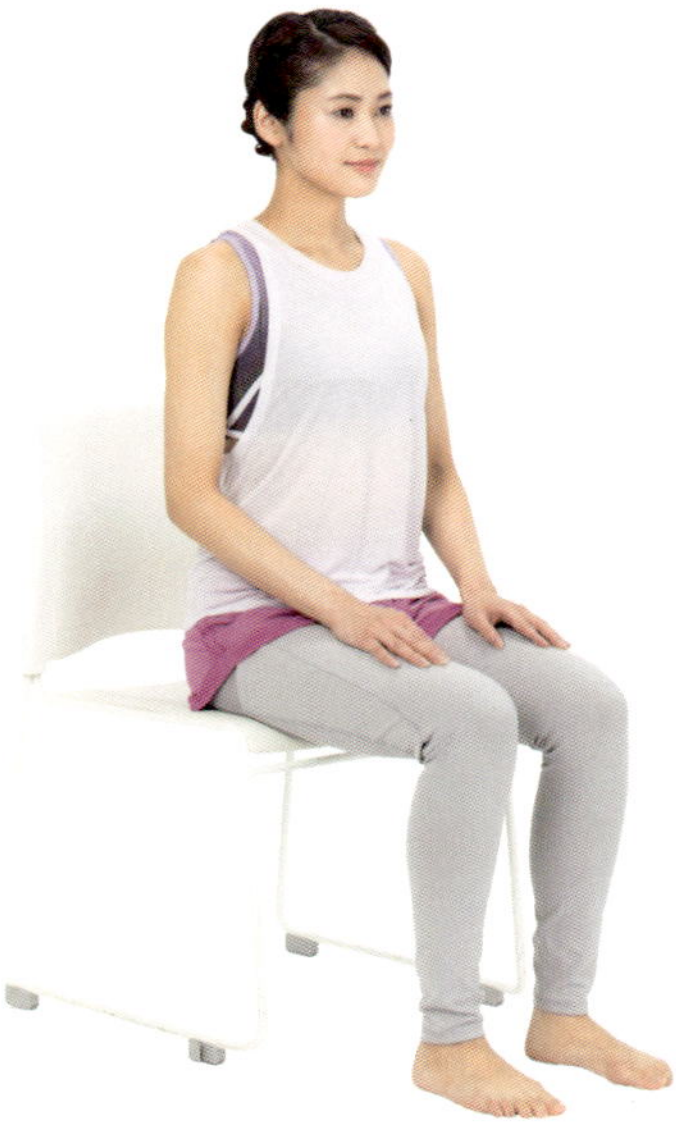

基本姿勢

イスに座って スタンバイする

イスに浅く腰かけ、背すじを伸ばして座ります。両足は軽く開く程度に。

2

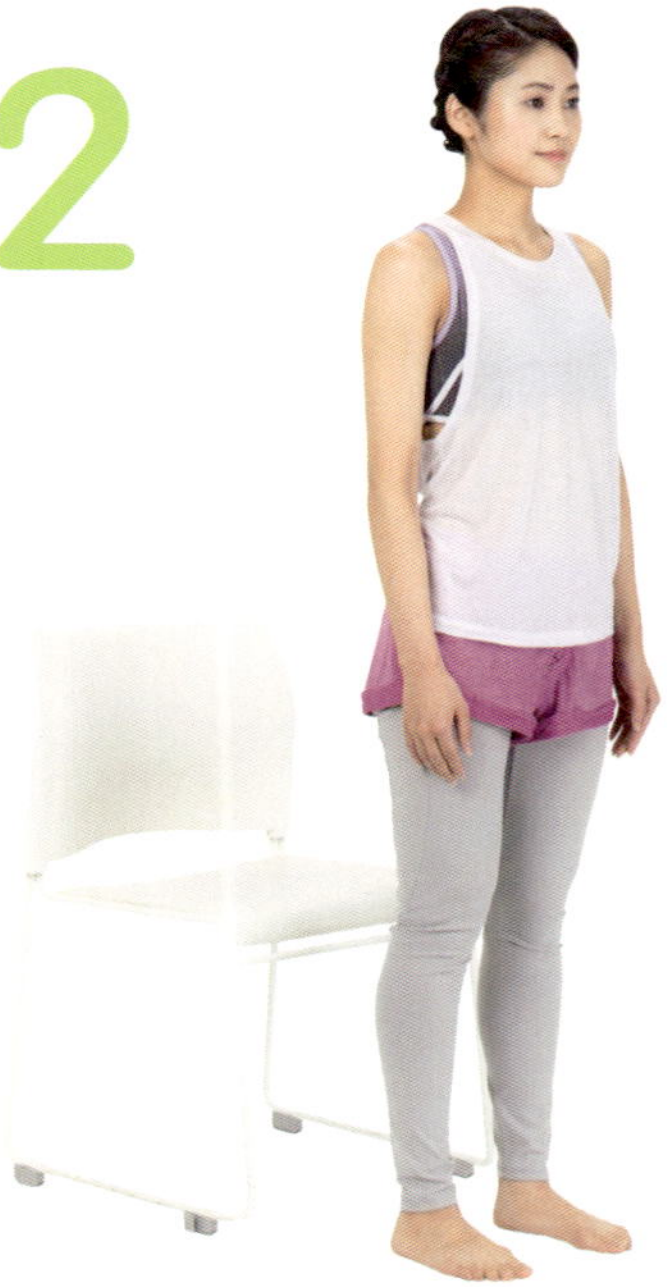

立つ・座るをくり返す

足の位置は変えないで立ち上がります。その後、やはり足の位置は変えずに座ります。よろめきそうなときは、イスに手を添えて座りましょう。

イスから急に立ったときに、めまいやふらつきが起こる人に有効な体操です。目を開けて行い、徐々に回数を増やしていきましょう。1日5～30回が目安です。

姿勢を変える運動 2

寝たり起きたりするときのふらつきをなくす

上半身を起こす・寝る

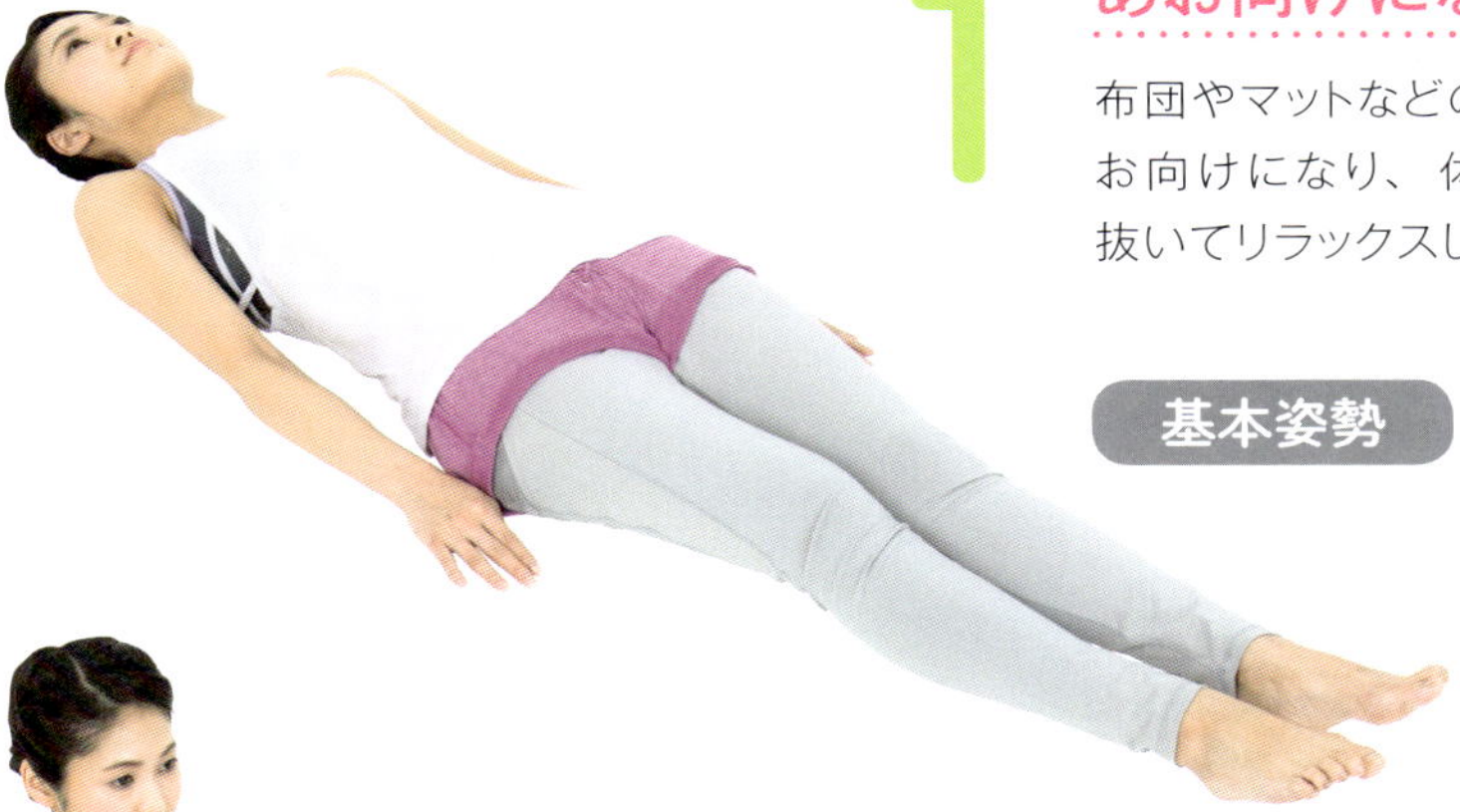

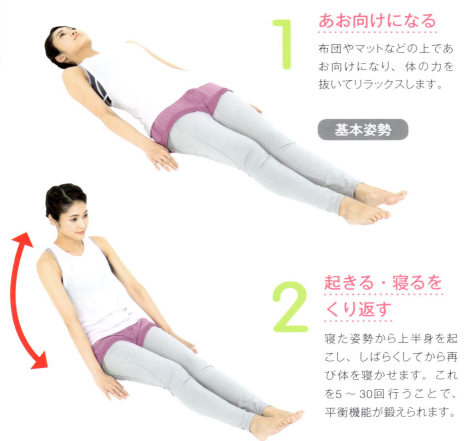

1 あお向けになる

布団やマットなどの上であお向けになり、体の力を抜いてリラックスします。

基本姿勢

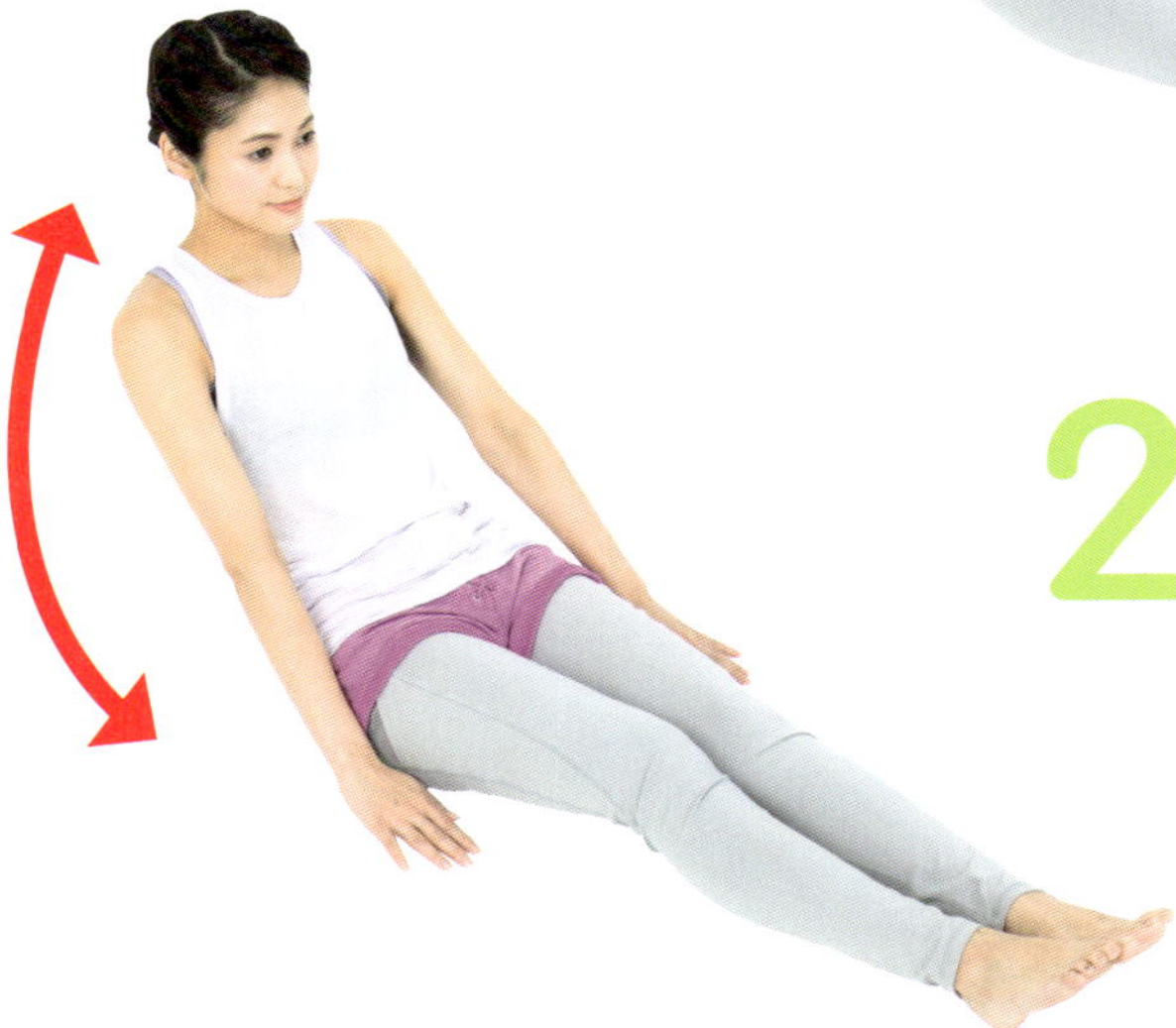

2 起きる・寝るをくり返す

寝た姿勢から上半身を起こし、しばらくしてから再び体を寝かせます。これを5～30回行うことで、平衡機能が鍛えられます。

寝たり、起きるときにクラッとする人には有効ですが、首や腰が悪い人にはあまりおすすめできません。1人で起きたり寝たりするのが不安な人は、家族などの助けを借りましょう。

姿勢を変える運動 3

寝起き時のふらつきを防ぐ

寝返りを打つ

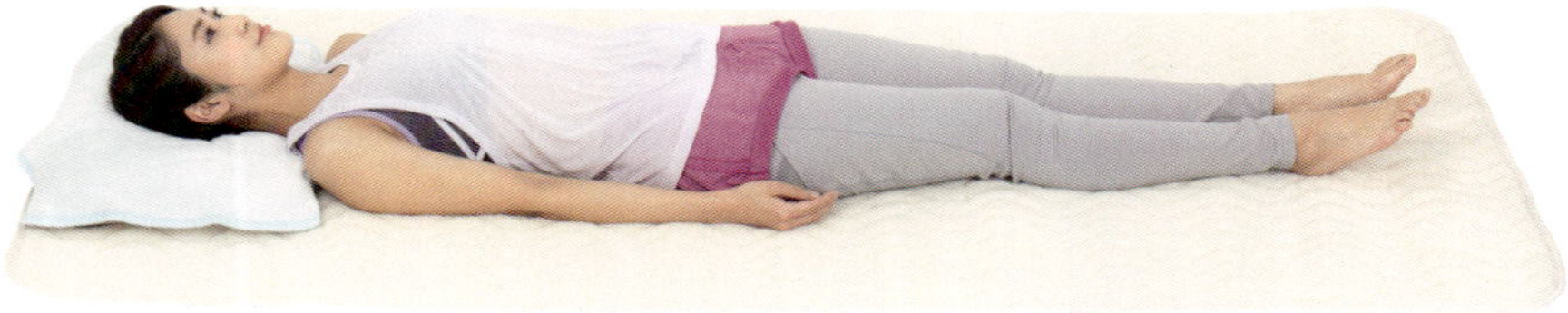

1 あお向けに寝る

ベッドや布団の上であお向けになり、体の力を抜いてゆっくり10数えます。

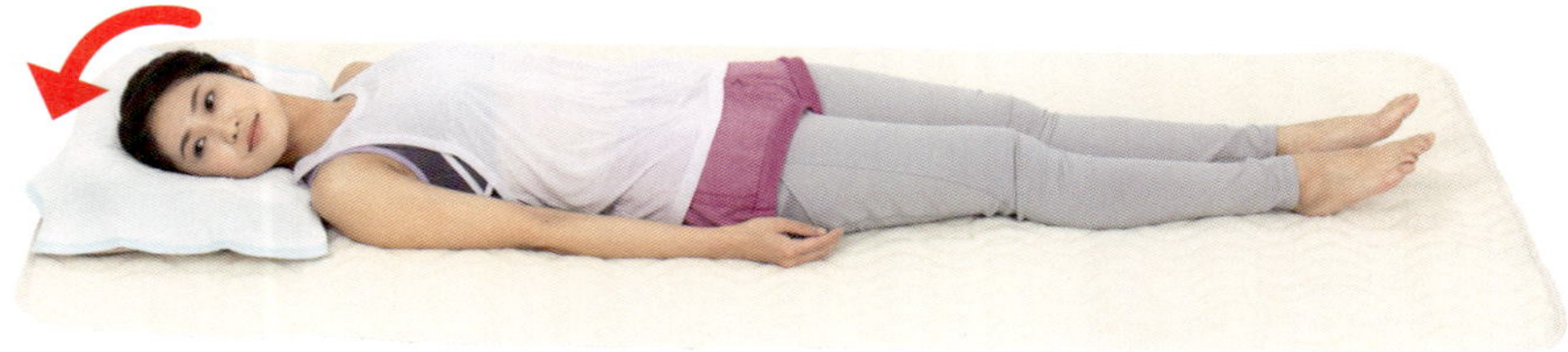

2 顔だけ右に向ける

顔だけを右に向けたあと、ゆっくり10数えます。首が悪い人は省略してもOK。

寝返りがつらくて、姿勢が変えられない症状の人におすすめ。必ず右から行い、首や体を向けるごとにゆっくり 10 数えましょう。1 回 3 セットを 1 日 3 回行うのが目安です。

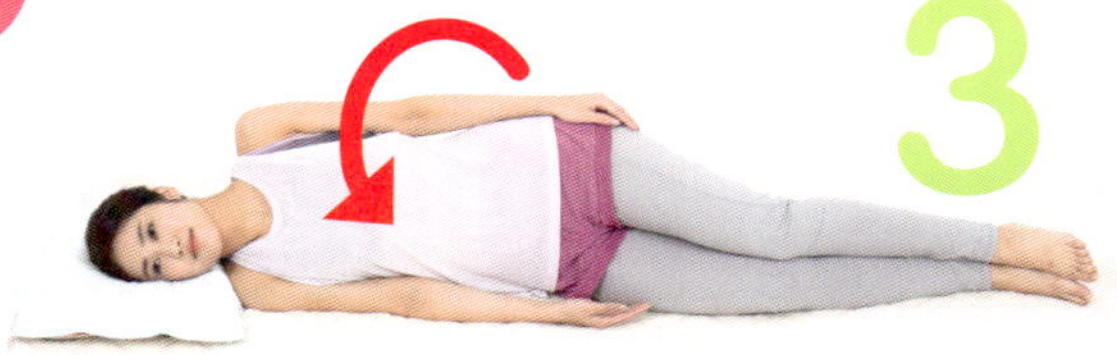

3

体ごと右に向ける

体全体を右に向け、ゆっくり10数えます。腰が悪い人は省略してもOK。

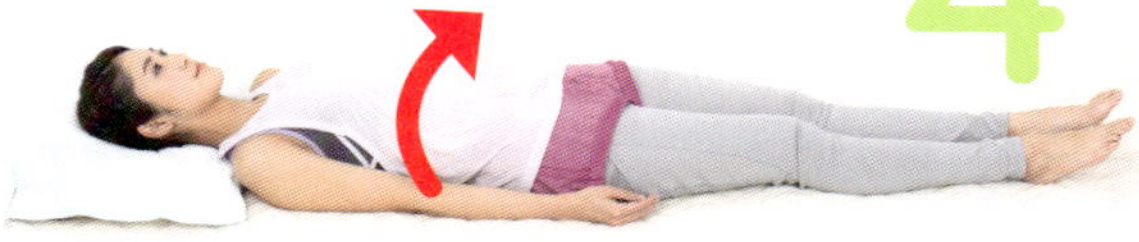

4

あお向けに戻る

体を元の位置に戻し、ゆっくり10数えます。

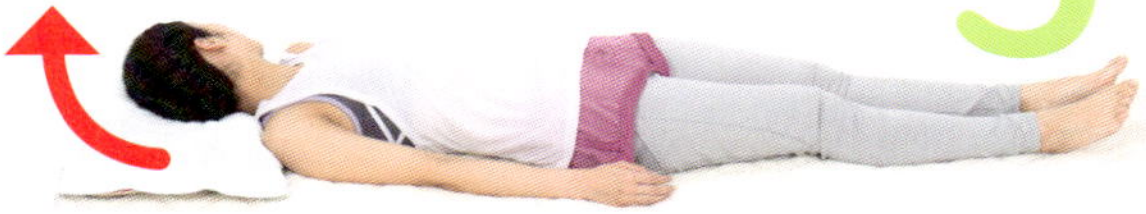

5

顔だけ左に向ける

顔だけを左に向け、ゆっくり10数えます。首が悪い人は省略してもOK。

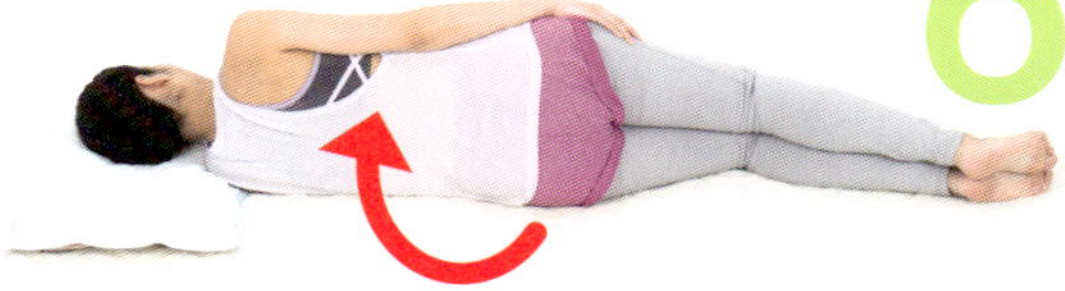

6

体ごと左に向ける

体を左に向け、ゆっくり10数えてから元のあお向けの状態に戻します。腰が悪い人は省略してもOK。

COLUMN

【寝返りがうまくできないときの対処法】

立った姿勢で「寝返り体操」をしてみましょう。正面を向いて10数えたあとに顔だけ右に向け、10数えます。そのあとに体全体を右に向け、また10数えます。体を正面に戻してから、同様に左でも行います。また、寝返りがうまくできないときは、寝返りしたい方向と逆の足を立て、その足を押しながら体を傾けてみましょう。

立って行う
運動
1

立っているときのふらつきを治す

継ぎ足

さまざまな姿勢で立つことで、バランスが保てるようになります。目を開けた状態と閉じた状態で、それぞれ 10 ～ 30 秒行いましょう。立っているときにふらつく人におすすめ。

左右の足のつま先とかかとをつけて立つ

壁に手を当て、まっすぐ正面を向いて立ちます。右足を前にして30秒、左足を前にして30秒、それぞれキープします。誰かに片手を支えてもらって立ってもOK。

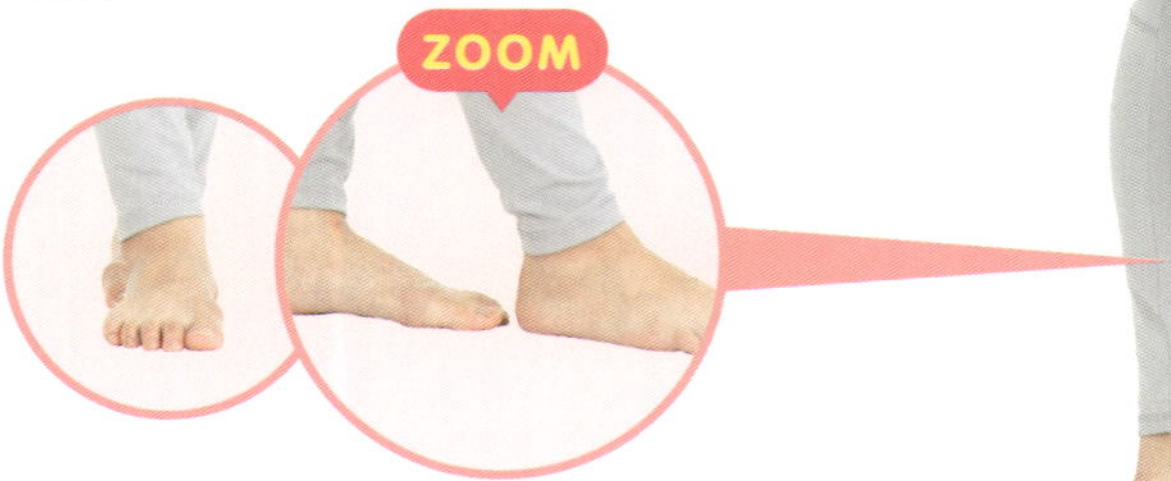

片足のつま先と反対の足のかかとをつけます。直線の上に両足をまっすぐに置くようなイメージで。

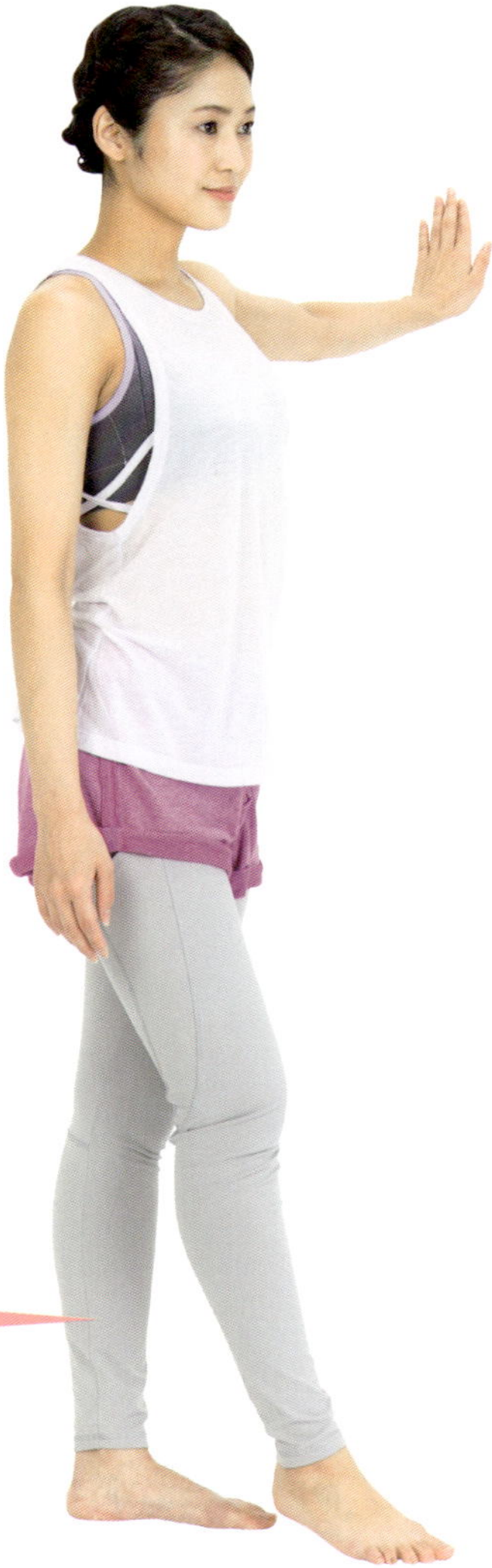

基本姿勢

立って行う運動 2

筋力の衰えからくるふらつきを防ぐ

つま先立ち

筋力が衰えると今までできていたことができなくなり、ふらつく回数も増えていきます。つま先立ちを定期的に行い、歩行時や立ったときのふらつきを予防しましょう。

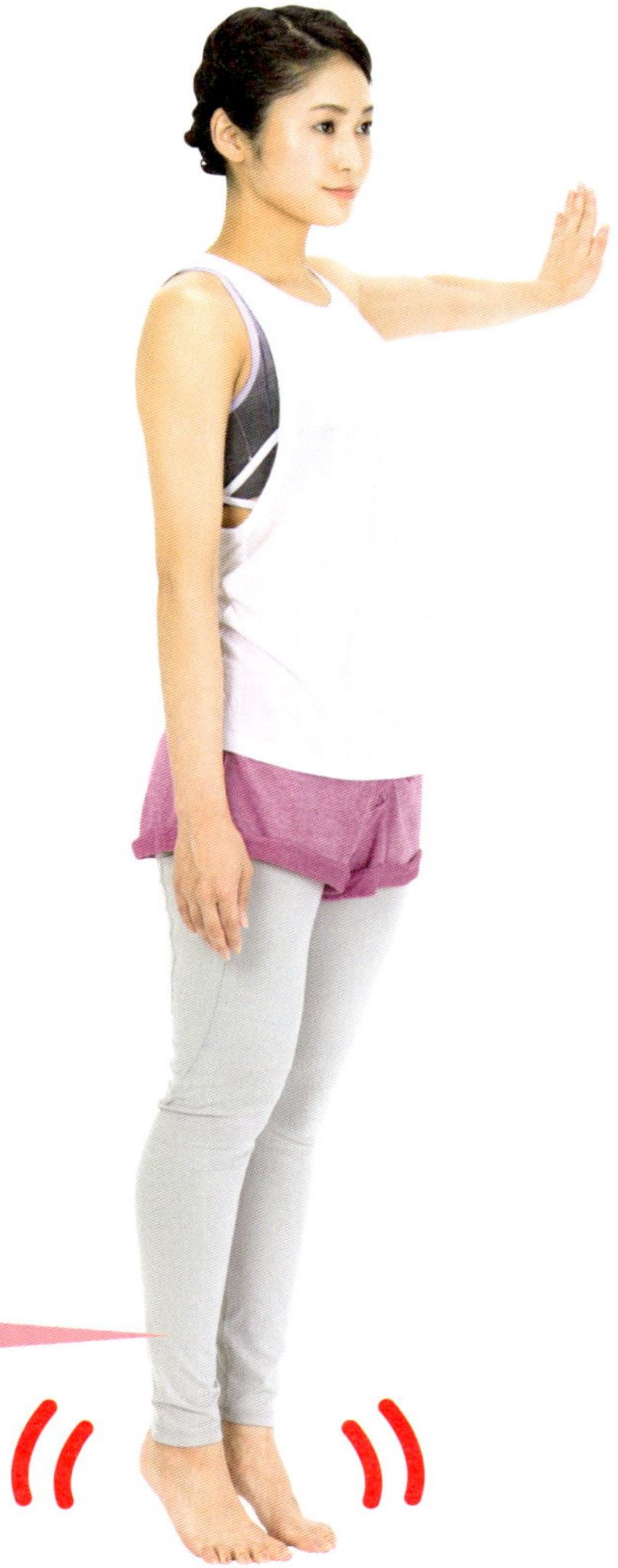

壁に手を添えて つま先立ちをする

壁に片手を当てて、両足でつま先立ちをします。15秒ほど姿勢をキープしたら、かかとをゆっくりと落としていきます。難しい場合は、両手を壁に当ててみましょう。

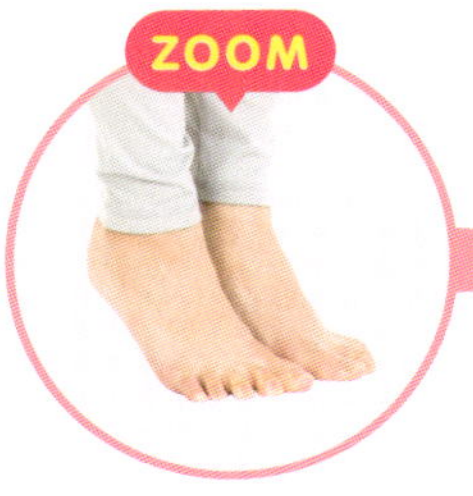

かかとはなるべく高く上げます。近くに壁がないときは、誰かに手を持ってもらって立ってもOK。

基本姿勢

立って行う運動 3

立ったままの状態でのふらつきを治す

両足立ち

1 足を開いて30秒間立つ

目を開けたまま、足を肩幅程度に開いて30秒ほど立ちます。慣れたら目を閉じてやってみましょう。

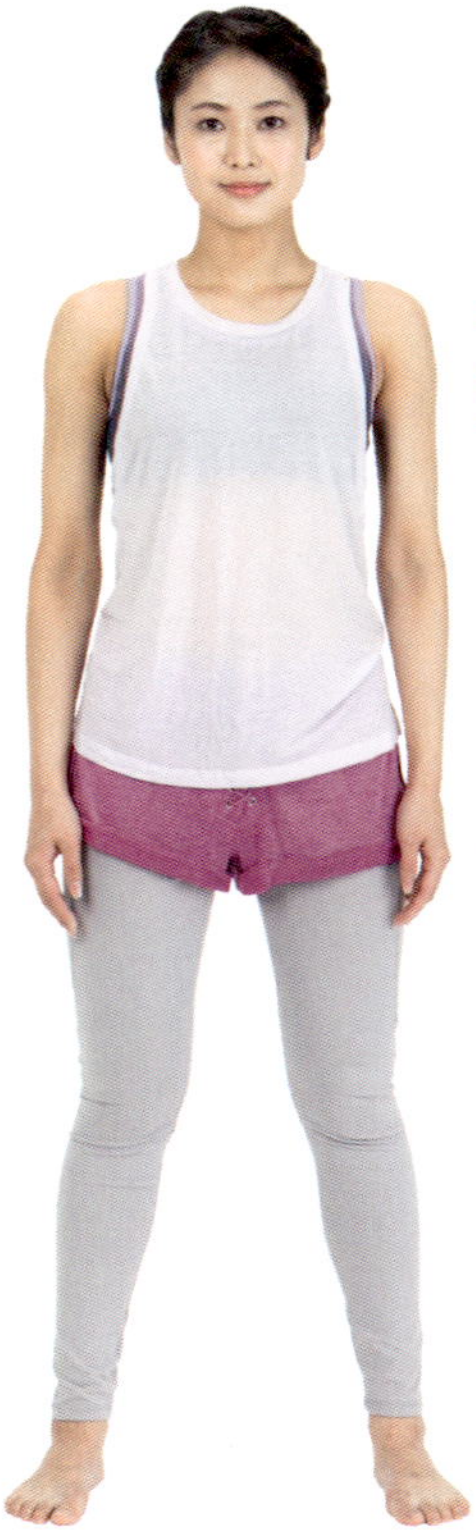

開脚

2 足を閉じて30秒間立つ

足を閉じて30秒ほど立ちます。最初は目を開けて行い、慣れたら目を閉じて行いましょう。

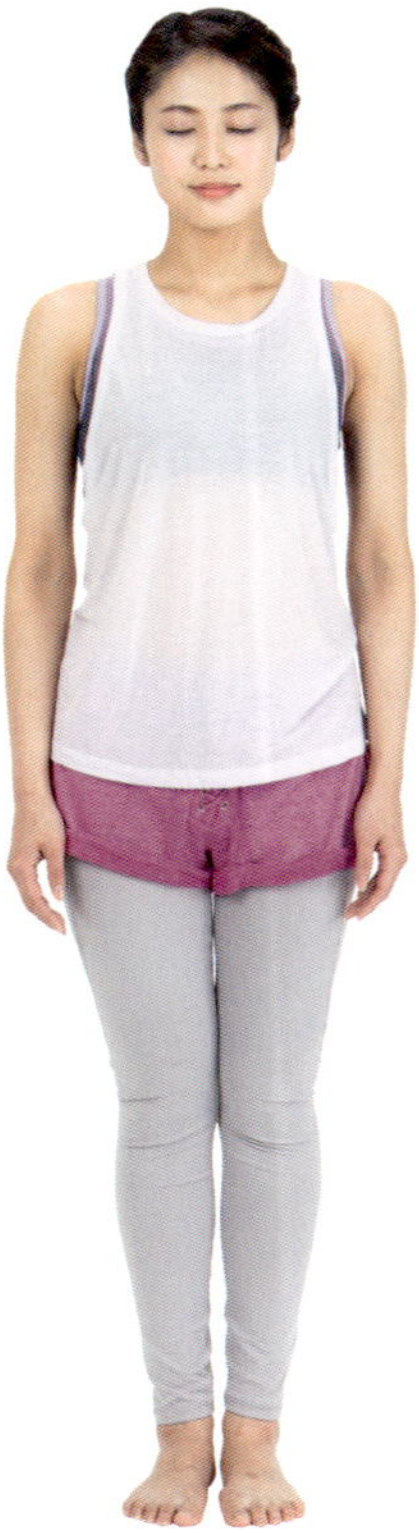

閉脚

まずは目を開けて行い、慣れたら目を閉じてやりましょう。不安な場合は壁に手を当てたり、誰かに介助してもらってもOK。立ちっぱなしだと頭がクラクラする人におすすめです。

立って行う運動 4

階段の昇り降りでのふらつきをなくす

片足立ち

階段の昇り降りなど、片足に重力がかかるときにふらつく人におすすめのエクササイズです。バランスを崩して転倒するのを防ぐため、必ず壁などに手をつきながら行いましょう。

手で支えながら片足で立つ

壁に手を当てて支えにして、片足で立って30秒間キープします。そして、もう片方の足でも30秒間立ち続けます。太ももは床と平行になるぐらい高く上げましょう。

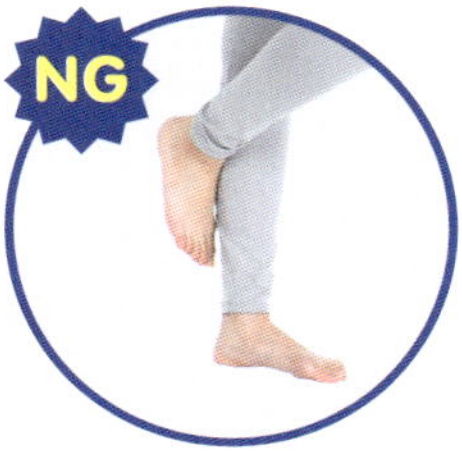

足をひっかけない

足があまり上がっていなかったり、ひっかけたりすると効果が得られません。

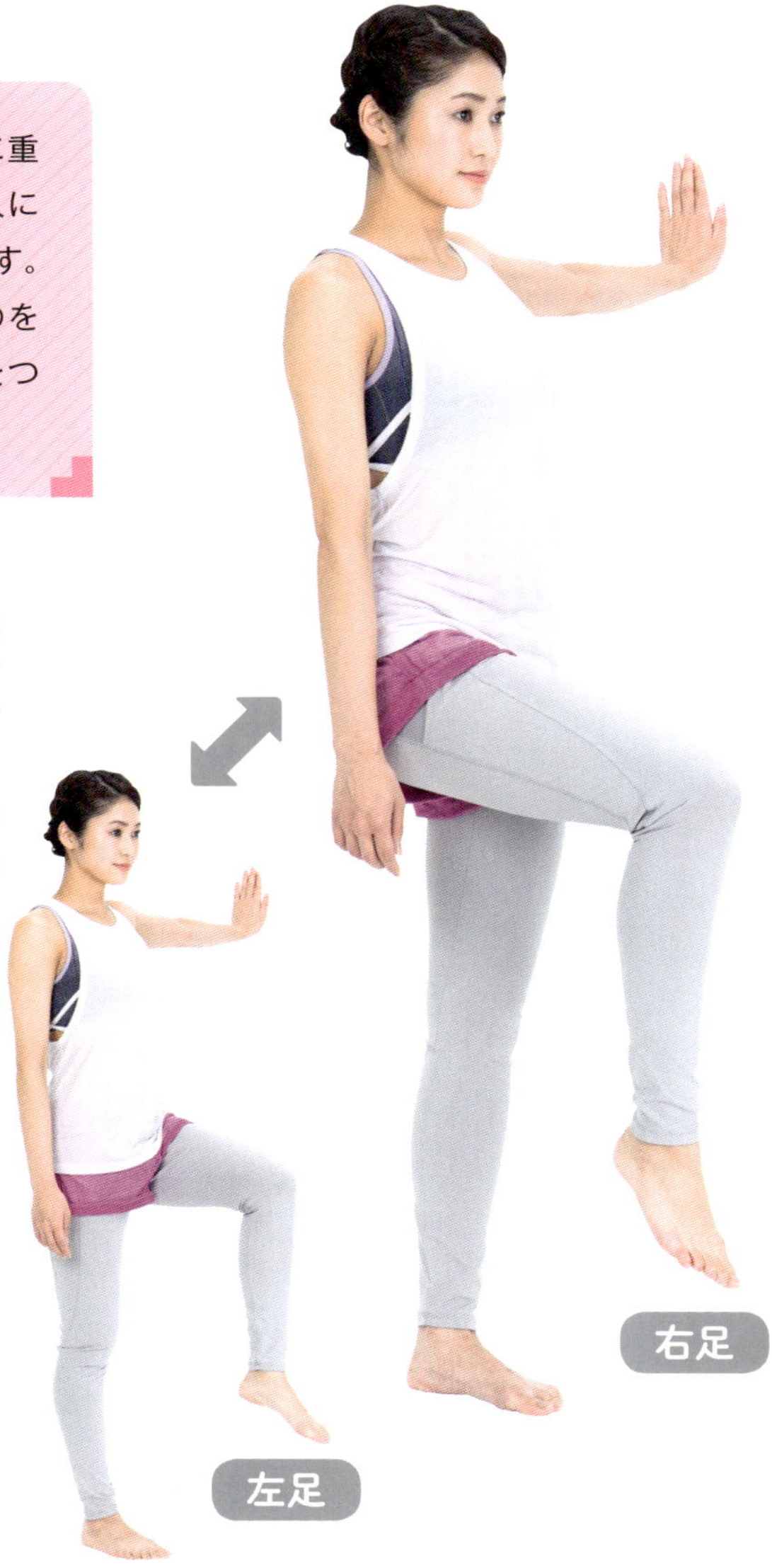

立って行う
運動
5

その場で足踏みしてセルフチェック

50歩足踏み

1 両腕を肩の高さまで上げる

両腕を肩のあたりまで上げ、目を閉じてスタンバイします。目を閉じる代わりに目隠しをしてもよいです。

めまいが不安で外出すべきかどうか悩んでいたら、「50 歩足踏み」でチェックしましょう。基本的には目を閉じながら足踏みするので、なるべく広くて安全な場所で行ってください。介助してくれる人と一緒に行うと、転倒防止にもなります。介助人は足踏みする人の向かいに立ち、いつ倒れても支えられるようにスタンバイしてもらいましょう。

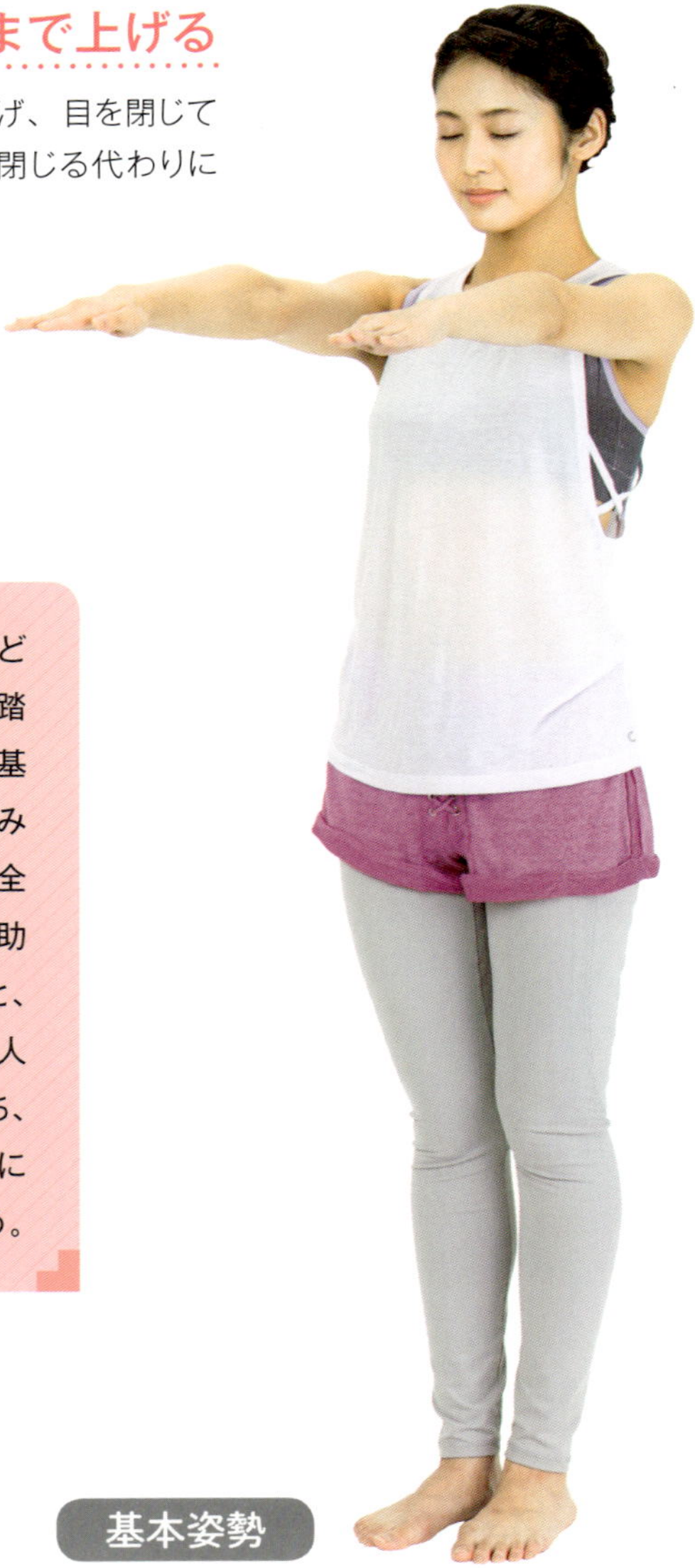

基本姿勢

2 目を閉じてその場で50歩足踏みする

目を閉じた状態で、その場で50歩足踏みをします。近くにものがあるとぶつかるおそれがあるので、あらかじめ片づけておきましょう。

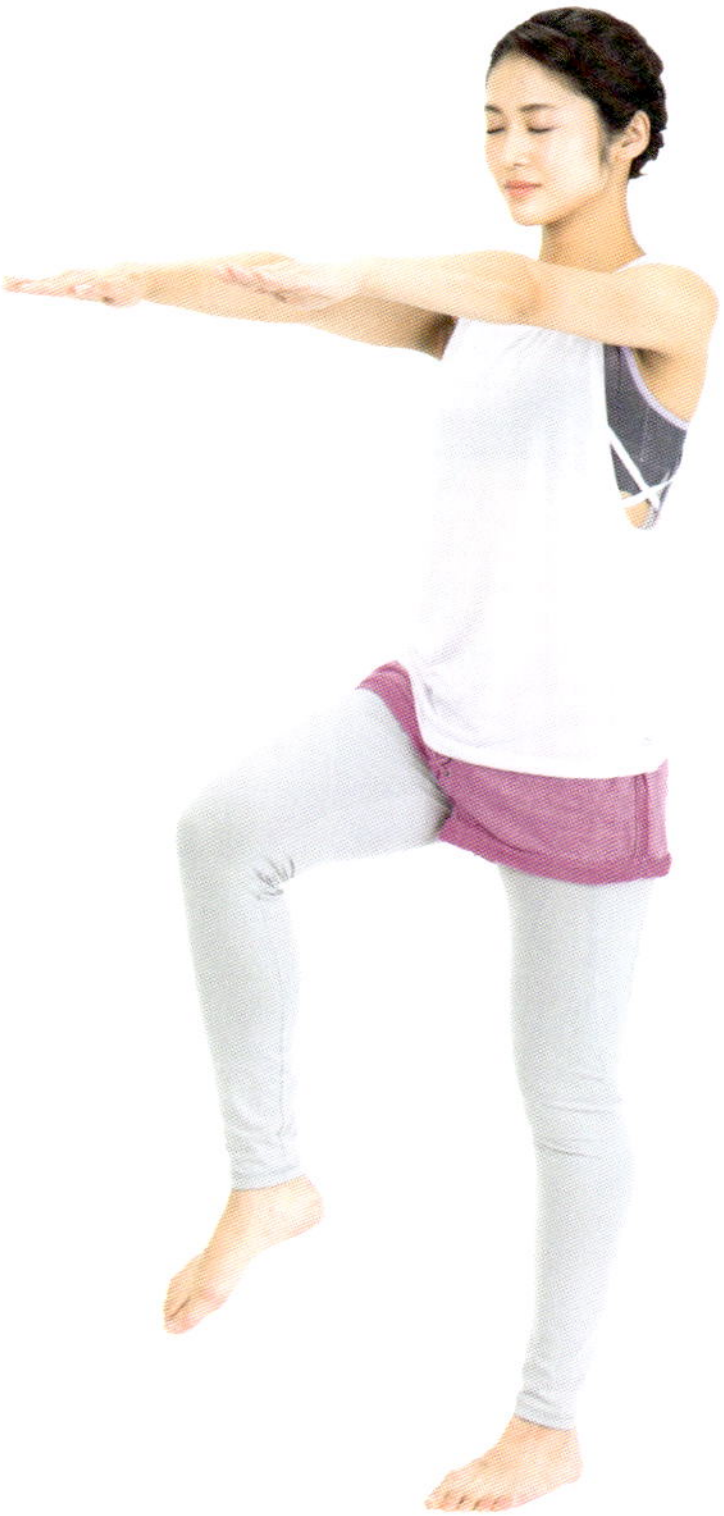

NG

太ももはしっかり上げる

太ももが下がっていると効果が得にくいので、できるだけ足は高く上げましょう。

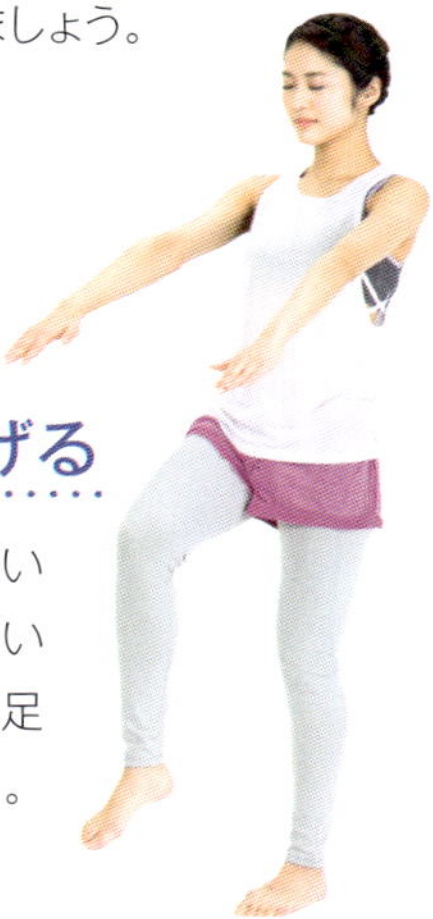

3 足踏み後に目を開けて自分の位置をチェック！

前に1m以内、左右に45度以内であれば問題ないですが、内耳に異常があると障害がある側に回転・移動します。また、脳に異常があると前後左右にふらつき、足踏みのリズムもおかしくなります。危険ゾーンに入ったら外出は控え、様子をみたり、医療機関を受診するようにします。

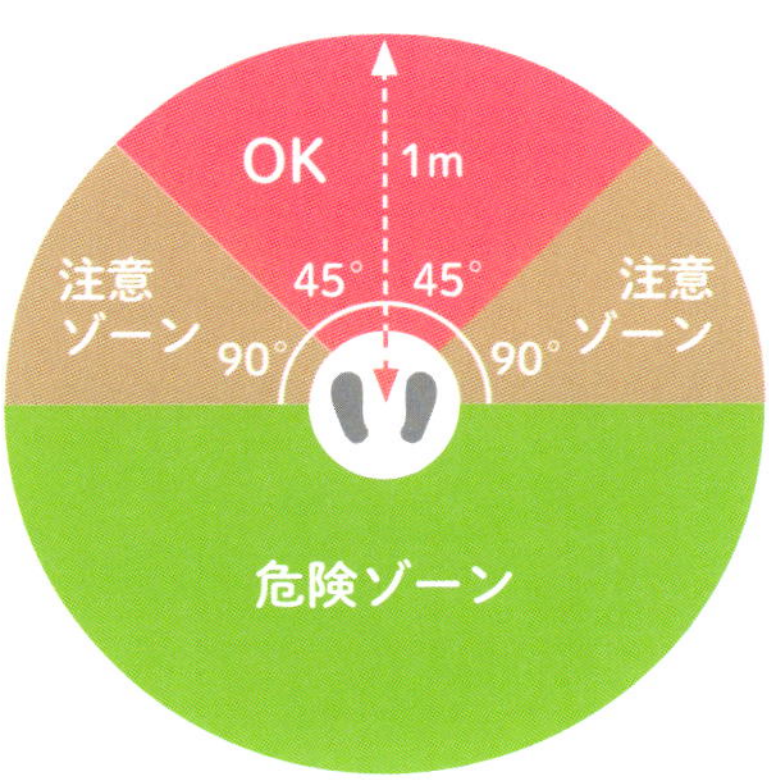

スタート位置から
左右 45 度以内の移動
⇨外出しても OK

スタート位置から
左右 45 度～ 90 度の移動
⇨近場の外出なら OK

スタート位置から
左右 90 度以上の移動
⇨外出は控える

リラックス運動 1

意識的に緊張させてから力をゆるめる

首をリラックスさせる

1 首を左右に動かす

首に力を入れながら徐々に左を向き、真横を向きます。首の力を抜きながらゆっくりと正面を向き、あごを引いてリラックスします。同様の流れで右側も行います。

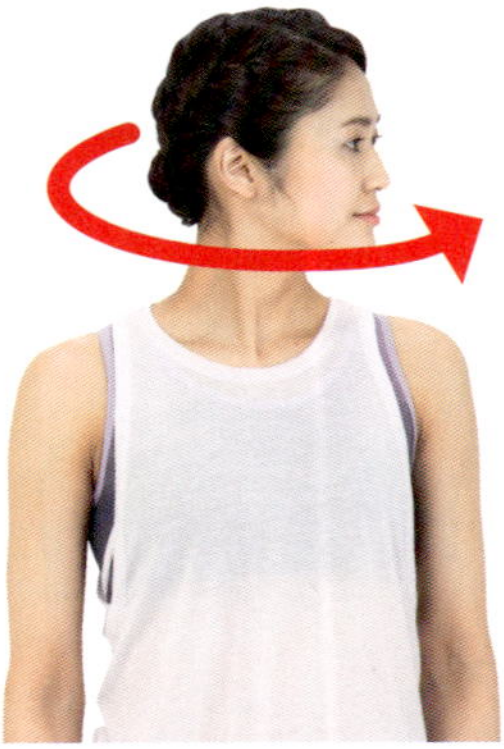

左を向く

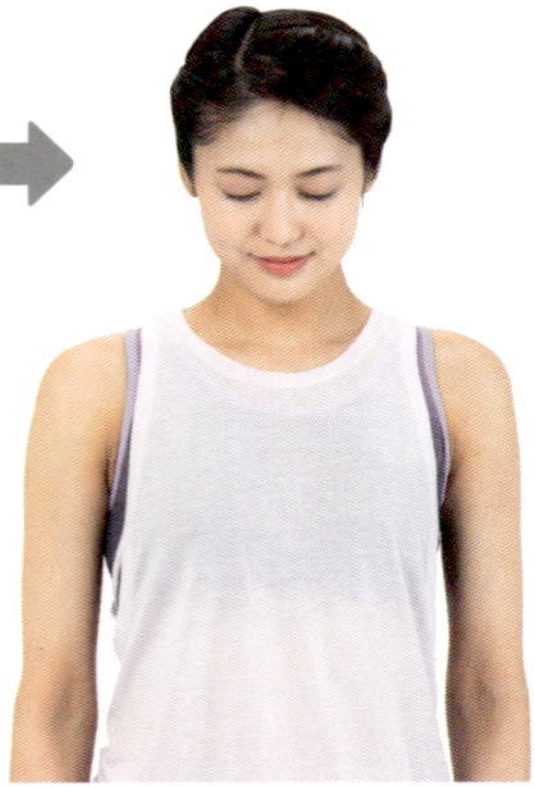

あごを引いてリラックス

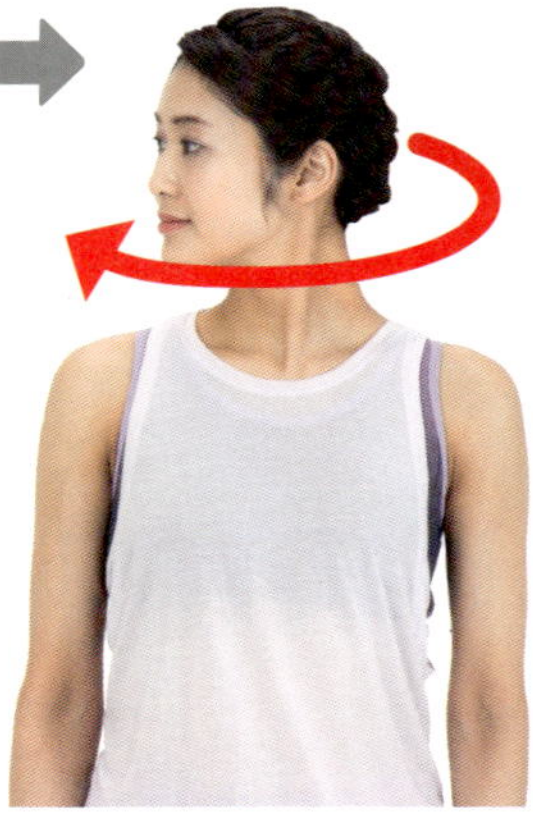

右を向く

筋肉は、意識的に緊張させてから力をゆるめると、その部分がリラックスする作用があります。5〜8 秒ほど力を入れたあと、スッと力を抜いて 10 秒程度リラックスしましょう。

2 あごを引いてリラックスする

あごを上げて天井を見ながら、首の後ろに力を入れます。首の力を抜いて、あごを引いてリラックスします。

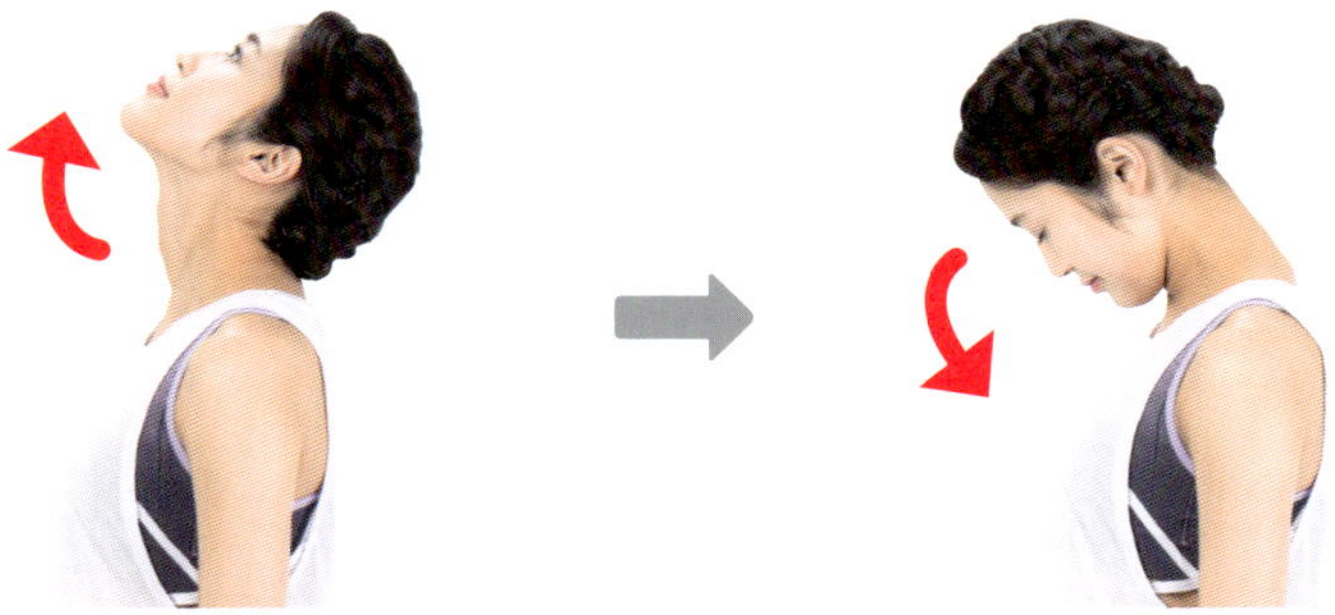

3 顔の横に手を当てる

顔の横に手を当てる一方で、手を押し返すように首に力を入れます。その後、手を下ろして体の力を抜き、あごを引いてリラックスします。反対側も同様に行います。

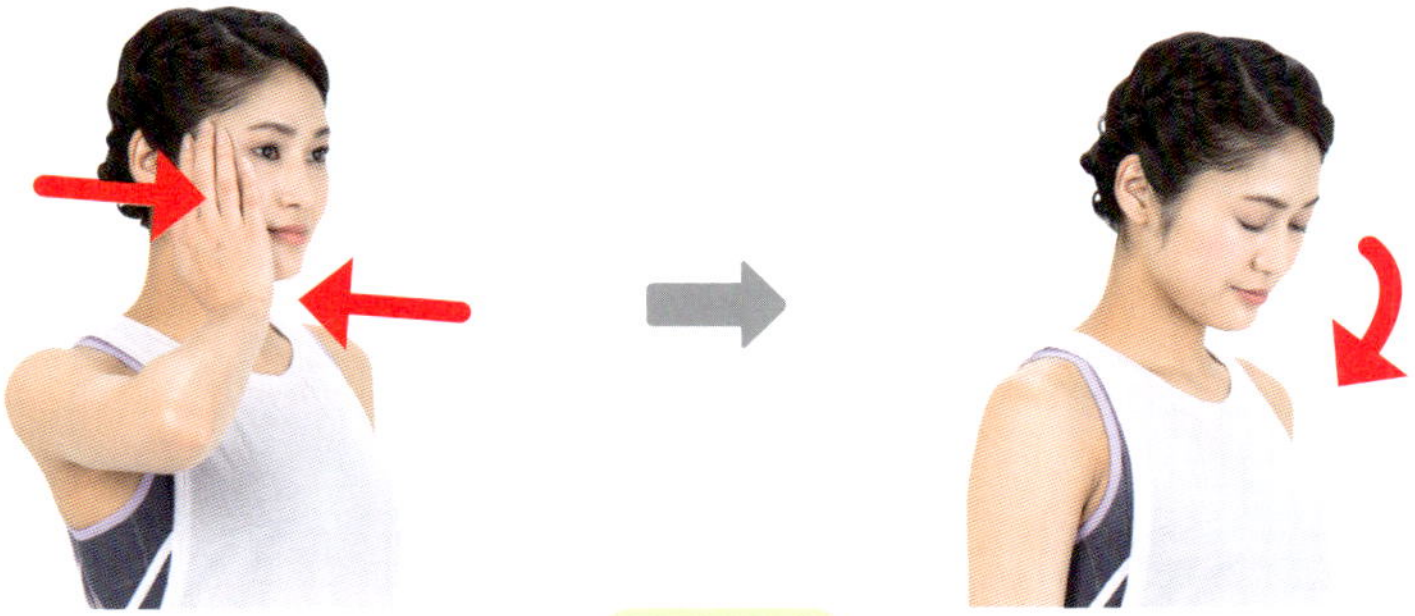

COLUMN

【ストレスは筋肉に緊張をもたらす】

仕事や対人関係などでストレスがたまると、無意識のうちに筋肉が緊張していきます。とくに首や肩の筋肉に強い緊張があると、脳や内耳を含む全身の血行が悪くなり、めまいや耳鳴りが起こりやすくなります。意識して呼吸や体操を行い、力を抜くだけでも予防や改善につながるので、思い立ったときに動かしてみましょう。

リラックス運動 2

肩をゆるめて気持ちを落ちつける

肩をリラックスさせる

首や肩を縮めるようにして力を入れてから、背すじを伸ばして胸を張ってリラックスします。これを４～５回くり返すことで全身の血流がよくなり、めまいの改善につながります。

1 首や肩を縮める

両ひじを曲げてこぶしを握り、ギュッと首や肩を縮めて5～8秒キープします。

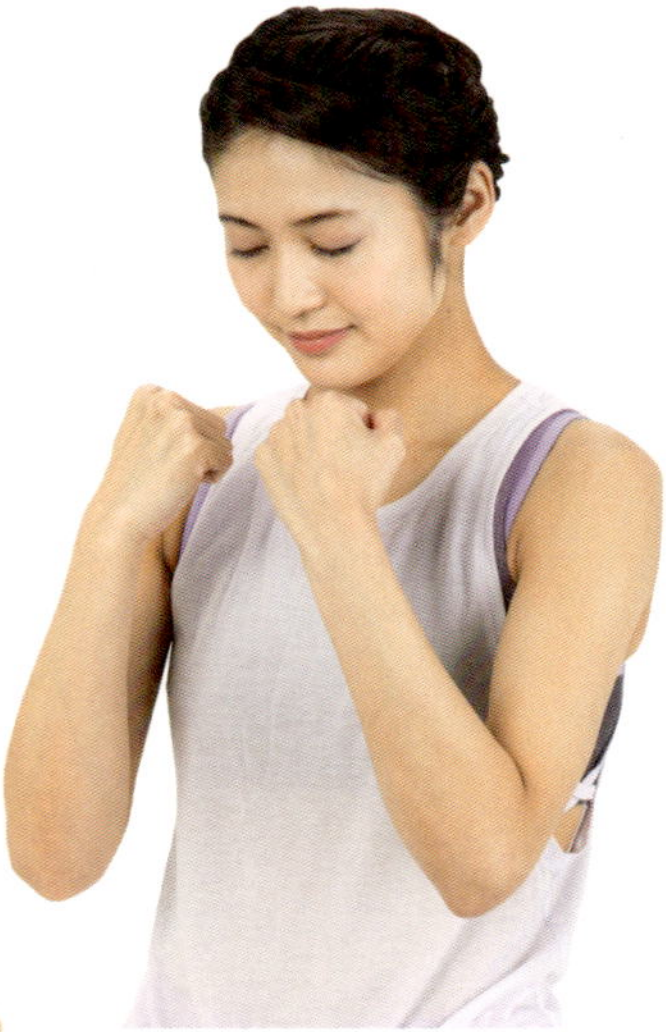

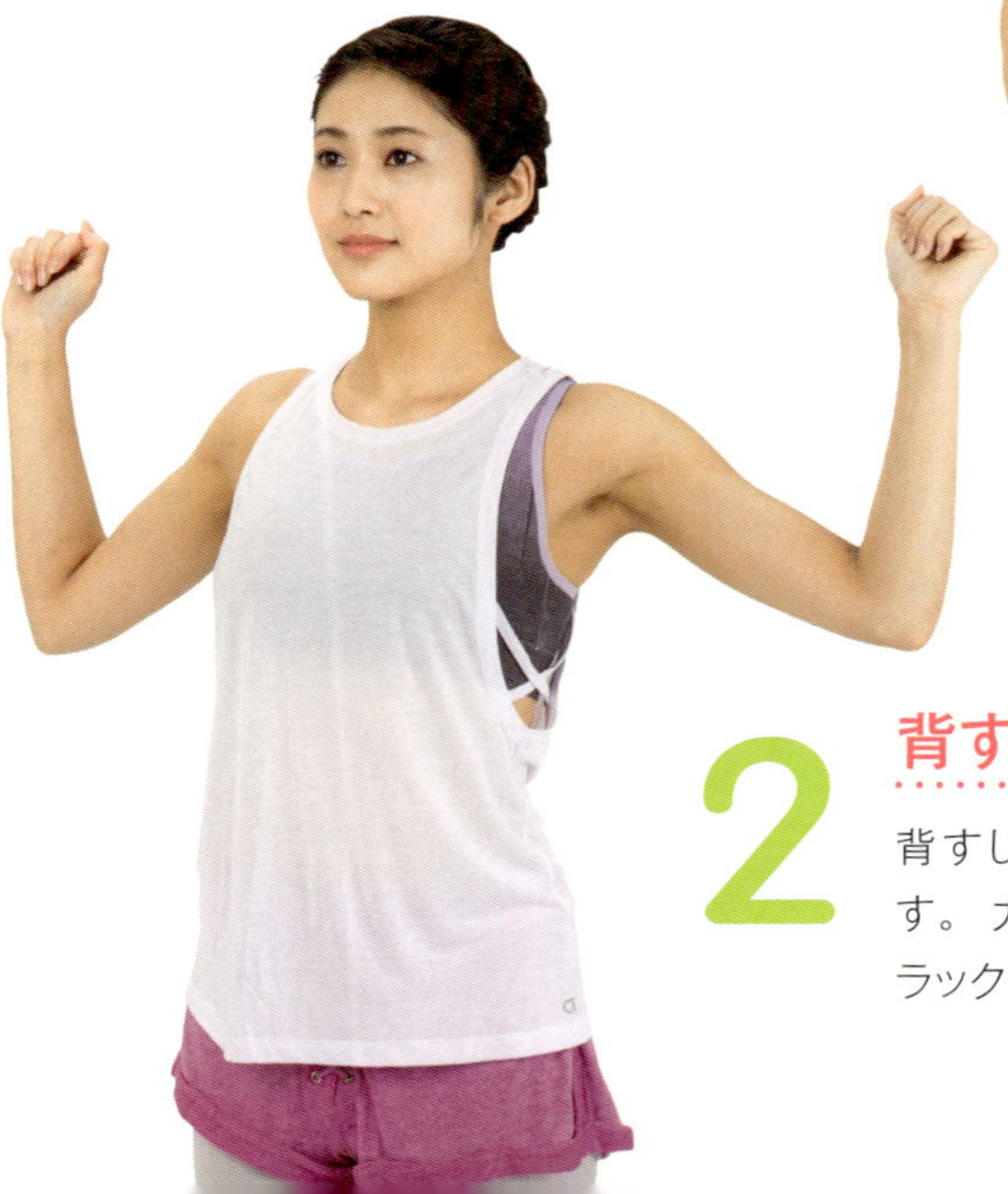

2 背すじを伸ばして胸を張る

背すじを伸ばし、胸を張ります。力を抜いて10秒ほどリラックスしましょう。

いろいろな歩き方でふらつきを解消する

歩きながらバランスを保ちめまいやふらつきを防ぐ

歩いているときにめまいやふらつきが起こりやすい人は、円周歩行やUターン歩行、階段の昇り降りなど、ふらつきをうながす歩行トレーニングで慣れていきましょう。最初は無理せずできる範囲で行い、徐々に距離や段数を増やしていきます。また、方向転換時のふらつきがひどい人は、ターン歩行をくり返して耐性をつけましょう。

いろいろな歩き方

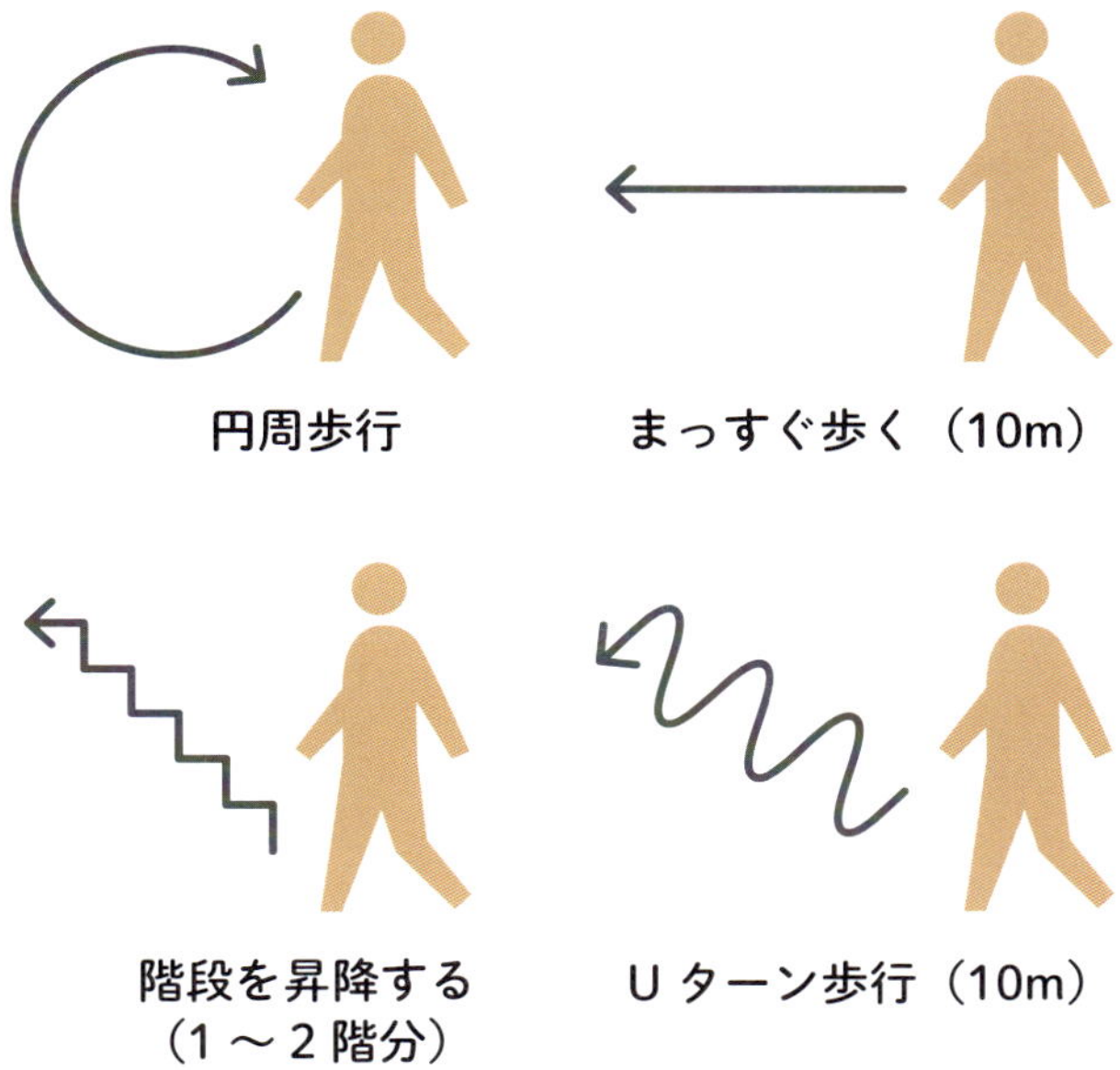
まっすぐ歩く（10m）
円周歩行
Uターン歩行（10m）
階段を昇降する
（1～2階分）

ウォーキングで簡単に気分転換する

厳しいノルマは課さず自分のペースで歩く

運動はストレス解消だけでなく、生活にメリハリがついて睡眠や食事のリズムがよくなる効果もあります。全身の血行が促進されるので内耳の血液循環もよくなり、めまいの改善や再発防止も期待できます。

体を動かすときは厳しいノルマを課さず、競争心を持たず、あくまで自分のペースで行うようにします。長時間継続して行う有酸素運動が最適ですが、とくにおすすめなのがウォーキングです。

厳しい暑さや寒さの日、体調が悪いときは無理に行わず、最初は20分程度から始めましょう。慣れてきたら時間を延ばし、1日60分を目指します。汗のかきすぎは危険なので、少し汗ばむぐらいがちょうどいいです。

また、水分を補給するときはカフェインや糖質が少ないものがベストです。清涼飲料水は塩分（ナトリウム）や糖質が多いものもあるので、事前に成分をたしかめておきましょう。

ウォーキングで気をつける点

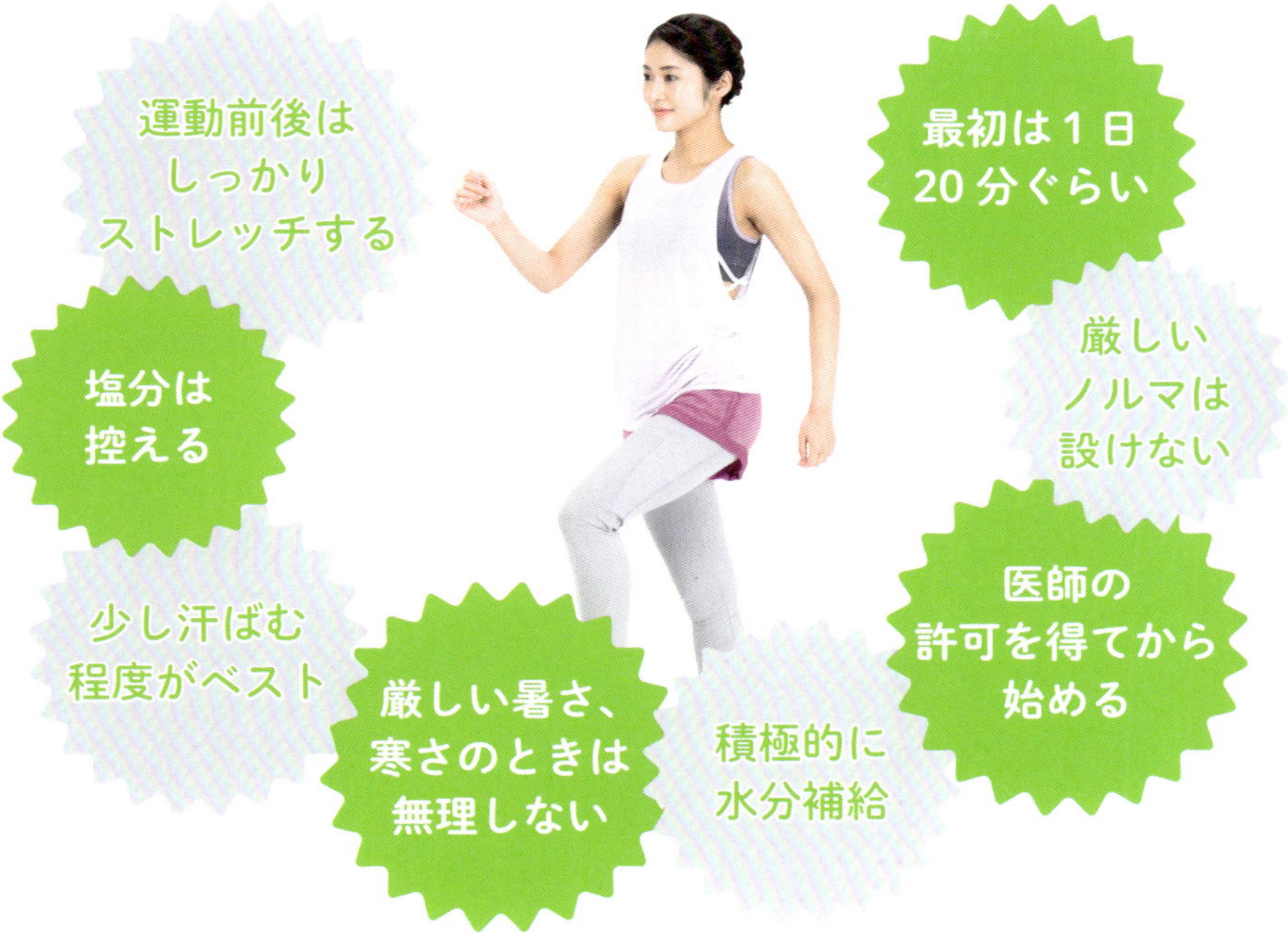
運動前後はしっかりストレッチする
最初は1日20分ぐらい
塩分は控える
厳しいノルマは設けない
医師の許可を得てから始める
少し汗ばむ程度がベスト
厳しい暑さ、寒さのときは無理しない
積極的に水分補給

水に入る運動は医師の許可を得てから

ウォーキングと同じ有酸素運動の水泳も、めまいのつらい症状を改善するのに効果的です。**水中だと浮力があるので体の負担が軽くなり、ひざや腰に痛みがある人でも無理なくできます。**水中をゆっくり歩くだけでも効果が得られます。全身を動かすので血行も促進され、めまいの改善につながります。ただし、中耳炎を治療している人は耳に水が入ると悪化するので、必ず医師の許可を得てから始めるようにしましょう。

また、スキューバダイビングは潜水中に水圧の変化でめまいが起こり、事故につながる危険性があるので控えるべきです。

腹式呼吸をして意識的にリラックスする

時間や余裕がないときはゆったり呼吸で気分転換

めまいや耳鳴りはストレスがたまると悪化するので、こまめにリフレッシュする必要があります。とはいえ、現代社会でストレスを完全になくすのは難しいもの。気分転換に旅行などに行ければいいですが、そんな時間も余裕もないときは、呼吸で力を抜いてリラックスしましょう。

とくにおすすめなのが、横《おう》隔《かく》膜《まく》を動かす腹式呼吸です。一度に多くの空気を取りこむことができるので、呼吸もゆったりしたものになり、心身をリラックスさせる副交感神経が優位にはたらきます。**最初は1日5回ぐらい、慣れたら数を増やしましょう。**息を吸うときに心地よいものをイメージすると、さらに効果的です。

腹式呼吸は立ってもできますが、座ったり、横になるなどのリラックスした体勢でやると、さらなるストレス解消につながります。また、胸とお腹に手を当てると、呼吸をしっかり感じとることができます。

腹式呼吸の流れ

1 リラックスできる姿勢をとる

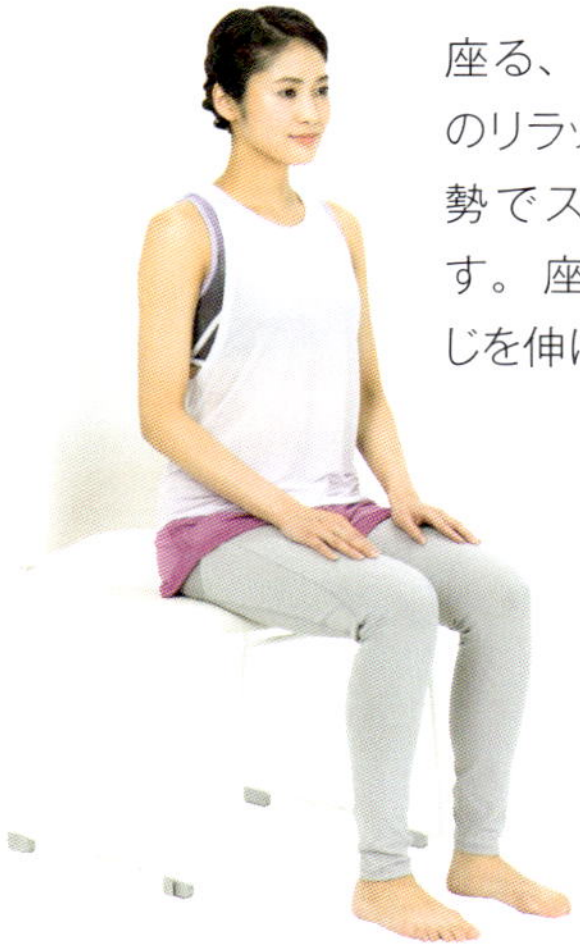

座る、横になるなどのリラックスできる体勢でスタンバイします。座るときは背すじを伸ばしましょう。

2 3秒かけて息を吸う

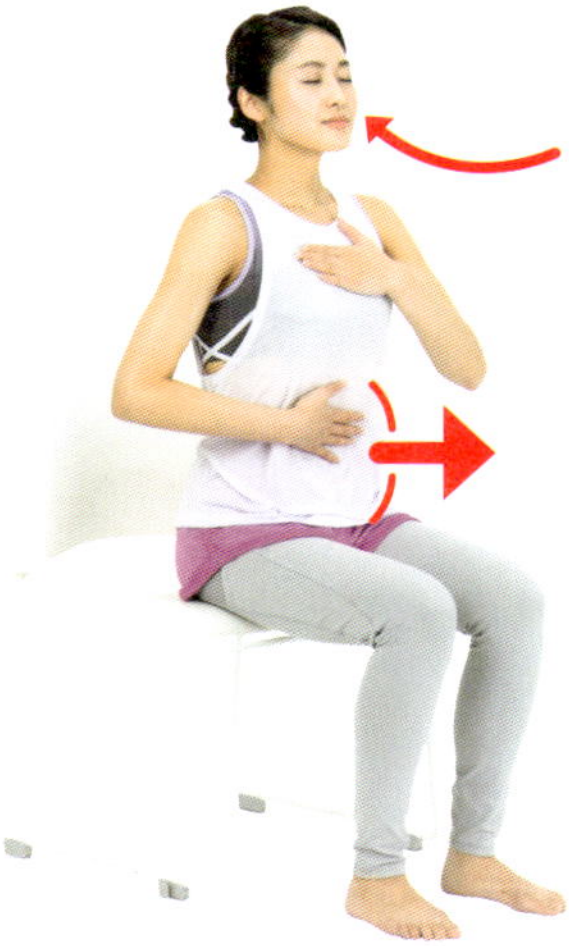

3秒ほどかけて、ゆっくりと鼻から息を吸います。手でお腹や胸を押さえ、胸は動かさないでお腹だけを動かすことを意識しましょう。

3 3秒かけて息を吐く

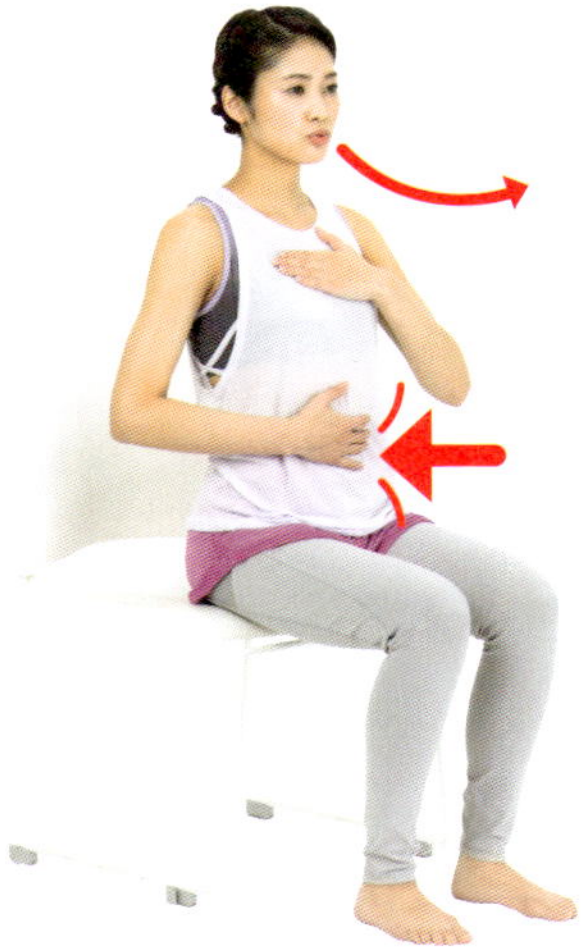

口から3秒かけてゆっくりと息を吐き、それに合わせてお腹を引っこめます。最初はうまくできなくても、くり返し行うことで習得していきます。

COLUMN 4

「症状日記」をつけて日常生活を見直す

めまいの症状が現れたり悪化する要因をつかむ

めまいや耳鳴りは、日常の生活習慣が原因で生じることも多いものです。しかし、何の影響で起きたのかがわからないと、どう対処すればいいのかもわかりません。

そこでおすすめなのが、どんな天候の日にどのような症状が現れたのか、睡眠は足りていたか、吐き気や頭痛などがあったか、ふだんと変わったことがあったかなどを記す「症状日記」です。めまいなどの症状がいつ起こるのかがわからないと不安感が増し、それがストレスになってしまいます。しかし、**記録を1～2カ月つけていくと症状が出るパターンが徐々にみえてくるので、不安も軽くなっていきます。**

症状の発生や悪化につながる要因がわかれば、それに気をつければよいので、めまいなどの予防に役立ちます。受診の際に医師に見てもらい、治療の参考にしてもらうのもおすすめです。日々の生活習慣の見直しにもつながるので、まずは気軽な感じで日記をつけてみましょう。